袁成民

方剂临证心得

袁成民 编著

名山
医东

山东城市出版传媒集团·济南出版社

图书在版编目(CIP)数据

袁成民方剂临证心得 / 袁成民编著. —济南：济南出版社,2018.5

ISBN 978 - 7 - 5488 - 3250 - 8

Ⅰ.①袁… Ⅱ.①袁… Ⅲ.①方剂学②中药学—临床药学—经验 Ⅳ.①R289②R285.6

中国版本图书馆 CIP 数据核字(2018)第 124115 号

袁成民方剂临证心得

出 版 人	崔　刚	
图书策划	郭　锐	
责任编辑	侯建辉	
书名题字	袁成民	
装帧设计	刘　畅	
出版发行	济南出版社	
地　　址	山东省济南市二环南路 1 号(250002)	
电　　话	0531 - 82056181	
网　　址	www.jnpub.com	
经　　销	各地新华书店	
印　　刷	天津雅泽印刷有限公司	
版　　次	2018 年 6 月第 1 版	
印　　次	2024 年 1 月第 2 次印刷	
成品尺寸	170 mm×240 mm　16 开	
印　　张	15.5	
字　　数	238 千	
定　　价	60.00 元	

法律维权 0531 - 82600329

(济南版图书,如有印装错误,请与出版社联系调换)

序

　　方剂学是研究方剂的组成、功用、主治、剂型的基本知识和临床应用的一门学问，是辨证施治、理法方药中一个重要的组成部分。方剂是中医治病的主要措施之一，学好用好方剂是提高临床疗效的重要环节。

　　《袁成民方剂临证心得》一书，除了囊括方剂学基本知识外，还强调了方解及心得，记述了作者临证遣方用药的经验，涉及内、外、妇、儿多科疾病，临证思路清晰，特别是在临证过程中遇有疑难杂症，能够做到识病位之表里，辨寒热之真假，察证候之虚实，观阴阳之盛衰；处方下药常能拨云见日、柳暗花明。药物用量除原著用量外，又加入了个人的经验用量，并在书后记述了中药汤剂的煎服方法，所载内容翔实，易学易用，对中医理论及临床具有较大的创新发展意义。

　　作者成民，是我的学生，出身于中医世家，早年问病于民间，后随我在山东中医药大学攻读硕士、博士研究生，师生心心相印。从医30多年，寒窗苦读，潜心钻研，学验俱丰，成为"山东名中医药专家"。《袁成民方剂临证心得》即将问世，特推荐给中医药爱好者、中医院校学生及同道参阅，值此付梓之际，先睹为悦，书序为贺。

山东中医药大学附属医院

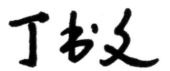

2018 年 2 月 13 日

前　言

　　余祖上四代业医,以治病救人为己任,百余年来活人无数。吾自幼受到祖父及父亲的熏陶,遂对中医中药产生浓厚兴趣,岁至十年有五刚好初中毕业,已能背诵"药性赋""汤头歌诀"。此时恰逢"文革"结束,国家恢复高考,少年立志,信心满满地考入了一所重点中学。于1980年考入中医高等学府,学习中医专业,毕业后一直从事中医临床工作。闲暇之余不忘诵读经典,探究方术,每当治愈沉疴顽疾,便欣喜若狂,信心倍增,积三十余年之用方经历,胜多败少,乃用心辑录,以备今后之用。

　　从医期间有幸师承"全国名中医药专家"丁书文教授,攻读硕士、博士学位,不忘初心,潜心深造,受益匪浅。光阴似箭,日月如梭! 转眼间三十余年过去,遣方用药小有体会,遇有急危重症不至于手忙脚乱,能够气定神闲,沉着应对。时至今日被评为"山东名中医药专家",承蒙上级主管部门及同业专家的推荐和信赖,未敢懈怠,愈加发奋,以振兴中医为初心,真心实意拜名师,脚踏实地做临床,认认真真读经典。乃重整三十余年之经验,但凡曾应用之方剂取效甚好确有心得者皆录之,其中不乏应用复杂辨证治验疑难者,不免生出几分自豪,期待诸位读者若有闲暇寻余所集,定能有所裨益,以救病患于迷茫!

　　书籍按章次分类,每一方剂下分为组成、用法(保留古代医家的用量,括弧内是我日常诊治患者的用量)、功用、主治以及方解与心得,然后接相关联之附方以示鉴别。历经三年有余,终编辑成书,望校正于师长,抛砖引玉,启迪后学。由于时间仓促,加之本人才学疏浅,不妥之处在所难免!

　　关于方剂中剂量问题,确系本人跟师之传承、探索之经历,随证化裁,因人施量,因病施法。所以望读者临床应用时切忌对号入座,盲目仿效。要视病机之演变、病情之轻重灵活进退,免蹈刻舟求剑之覆辙。关于书中之观点与药物配伍有不同意见者,还望交流磋商,不吝赐教!

袁成民

2018 年 2 月 7 日于泉城

第一章 解表剂 /1

第一节 辛温解表 /2

麻黄汤 /2

麻黄细辛附子汤 /5

桂枝汤 /6

九味羌活汤 /10

加味香苏散 /11

小青龙汤 /12

第二节 辛凉解表 /15

桑菊饮 /16

银翘散 /18

麻黄杏仁甘草石膏汤 /20

升麻葛根汤 /22

柴葛解肌汤 /23

第三节 扶正解表 /25

败毒散 /25

第二章 泻下剂 /29

大承气汤 /30

麻子仁丸 /32

第三章 和解剂 /35

第一节 和解少阳 /36

小柴胡汤 /36

蒿芩清胆汤 /38

第二节 调和肝脾 /39

四逆散 /40

逍遥散 /41

痛泻要方(原名白术芍药散) /43

第三节 调和肠胃 /45

半夏泻心汤 /45

第四章 清热剂 /48

第一节 清气分热 /49

白虎汤 /50

竹叶石膏汤 /52

第二节 清热解毒 /53

普济消毒饮 /54

凉膈散 /56

清瘟败毒饮 /57

第三节　清脏腑热 /59

　　导赤散 /60

　　龙胆泻肝汤 /61

　　左金丸 /63

　　清胃散 /64

　　玉女煎 /66

　　芍药汤 /67

第四节　清虚热 /69

　　秦艽鳖甲散 /70

第五节　祛暑清热剂 /74

　　新加香薷饮 /74

第五章　温里剂 /76

第一节　温中祛寒 /77

　　理中丸 /77

　　吴茱萸汤 /79

　　小建中汤 /80

第二节　回阳救逆 /82

　　四逆汤 /82

第三节　温经散寒 /84

　　当归四逆汤 /84

第六章　补益剂 /86

第一节　补气剂 /88

　　四君子汤 /89

　　参苓白术散 /90

　　补中益气汤 /92

　　生脉散（又名生脉饮）/94

第二节　补血 /96

　　四物汤 /97

　　归脾汤 /98

　　炙甘草汤（又名复脉汤）/101

第三节　气血双补 /103

　　八珍汤 /103

　　泰山磐石散 /105

第四节　补阴与补阳 /106

　　一贯煎 /107

　　六味地黄丸（原名地黄丸）/108

　　肾气丸 /111

第七章　理气剂 /115

第一节　行气 /116

　　越鞠丸 /116

　　金铃子散 /117

　　半夏厚朴汤 /119

　　枳实薤白桂枝汤 /120

　　天台乌药散 /123

　　暖肝煎 /124

第二节　降气 /126

　　苏子降气汤 /126

　　定喘汤 /128

　　旋覆代赭汤 /130

第八章　理血剂 /133

第一节　活血祛瘀 /134

　　桃核承气汤 /134

　　血府逐瘀汤 /135

复元活血汤 /138

补阳还五汤 /139

丹参饮 /143

温经汤 /144

生化汤 /146

大黄䗪虫丸 /147

第二节　止血 /148

咳血方 /149

小蓟饮子 /150

黄土汤 /151

胶艾汤 /153

第九章　治风剂 /155

第一节　疏散外风 /156

消风散 /156

川芎茶调散 /158

牵正散 /159

小活络丹(原名活络丹) /161

第二节　平熄内风 /162

羚角钩藤汤 /162

镇肝熄风汤 /164

天麻钩藤饮 /166

第十章　润燥剂 /168

第一节　清宣润燥 /169

桑杏汤 /169

第二节　滋阴润燥 /170

百合固金汤 /170

麦门冬汤 /172

第十一章　祛湿剂 /174

第一节　燥湿和胃 /175

藿香正气散 /175

第二节　清热祛湿 /177

茵陈蒿汤 /178

三仁汤 /180

甘露消毒丹(一名普济解毒丹) / 182

八正散 /183

二妙散 /185

第三节　利水渗湿 /187

五苓散 /187

猪苓汤 /189

防己黄芪汤 /190

五皮散 /191

第四节　温化水湿 /193

真武汤 /193

苓桂术甘汤 /195

草薢分清饮 /196

第五节　祛风胜湿 /198

独活寄生汤 /198

第十二章　祛痰剂 /202

第一节　燥湿化痰 /203

二陈汤 /203

温胆汤 /206

第二节　清热化痰 /209

小陷胸汤 /209

第三节　治风化痰 /211

　　止嗽散 /212

　　半夏白术天麻汤 /213

第十三章　消导剂 /215

　　保和丸 /216

第十四章　痈疡剂 /219

　　仙方活命饮 /220

　　阳和汤 /223

　　苇茎汤 /225

　　大黄牡丹汤 /226

第十五章　治带下和调经剂 /229

　　完带汤 /229

　　易黄汤 /231

　　固经汤 /232

附：中药煎药与服药方法 /234

第一章　解表剂

　　首先要明确什么是解表剂。解表剂就是以解表药为主，通过发汗、解肌、透邪，来宣通肺气，达到解除表证目的的一类方剂。

　　表证有多种，从大的方面来分有表寒证、表热证。属于表寒证的就要用辛温解表药，属于表热证的就应该用辛凉解表药。但是由于患者有个体差异，有素体气虚的，有素体阳虚的，有素体阴虚的，感受外邪之后所表现在外的证候亦不尽相同，所以在辨证用药的基础上要适度地加上一点补气的、补阳的、补阴的药。

　　但无论怎么加减和化裁，最终的落脚点和出发点都是"出汗"，只有汗出来了，郁遏在肌表的"寒邪"或"热邪"才能被释放出来。然而出汗是有讲究的，汗出多了不行，大汗淋漓就会耗气、伤阳、伤津；汗出不来或出少了邪气不能尽出，达不到解表的目的。出汗应"遍身漐漐微似有汗者益佳"，也就是说出汗的程度要像"毛毛雨"一样绵绵不断，这样才能使气血疏通，营卫和谐，达到药到病除的效果。

　　治疗表证还要遵守一些宜忌，要避风寒，加衣被，饮食清淡，忌食油腻，必要情况下要卧床休息。

第一节　辛温解表

辛温解表剂治疗表寒证以辛温药为主。表寒证表现为恶寒发热，无汗或者有汗不畅。近年来由于空气质量不好，常常被雾霾笼罩，雾霾中一些未知的有毒物质被吸入肺中人体会出现一些兼症，如咳嗽，咽痛，鼻塞流涕。辨证时要把主症和兼症结合起来，加以辨别。还要注意寒热的轻重，寒轻寒重可以反映卫气能够外达的程度和病人的体质强弱。有时恶寒和发热同时存在，但有轻重之别；有时也可见到仅有恶寒；有时出现发热以后，患者却感觉不到恶寒。所以接诊患者的时候要详细地询问病人，只有这样才能够准确把握病情。

麻黄汤

（《伤寒论》）

【组成】　麻黄去节，三两（12 g）　桂枝去皮，二两（9 g）　杏仁去皮尖，七十个（12 g）　甘草炙，一两（6 g）

【用法】　上四味，以水九升，先煮麻黄，减二升，去上沫，内诸药，煮取二升半，去滓，温服八合，覆取微似汗，不须啜粥，余如桂枝法将息。（现代用法：水煎服。药方组成括弧中用量是平时处方成人常用量。）

【功用】　发汗解表，宣肺平喘。

【主治】　外感风寒。恶寒发热，头痛身疼，无汗而喘，舌苔薄白，脉浮紧。

【方解及心得】 麻黄汤中，麻黄用量重而桂枝用量轻。可以看出治疗的重点是发散寒邪，其次是温通肌表，阳气被郁致肺气不通，不能宣发，所以重用麻黄，资助阳气，振奋卫气，开皮毛，为君药；外寒袭表，寒主收引，致皮毛闭塞，宜温通血脉，用桂枝入血脉，通营分，透营达卫，为臣药；麻桂上行而散，再配散风寒、降肺气的佐药杏仁，一宣一降增强解郁平喘之功；炙甘草既能调和宣降，又能缓和麻桂峻烈之性，使汗出不致过猛而耗伤正气，为使药，有兼佐药之意。在煎服法里提出"以水九升，先煮麻黄，减二升，去上沫，内诸药，煮取二升半"，按照此法麻黄煎煮的时间会很长，药材中的有效易挥发成分易缺失，影响疗效，因此我在临床上常常告诫患者煎煮前先把诸药用水浸泡半小时，然后急火煎煮5~10分钟，一般7分钟就可以了。煎煮的过程中，如果用的是生麻黄，要去掉上沫，否则会出现恶心、胃中不适；如果应用炙麻黄就不必去上沫了。

主治范围已经说得比较清楚，对于初学者来讲，记忆主治的内容是没有问题的，但在临床上做到灵活运用还得下一番功夫。临床上遇到典型的病人，恶寒重、发热轻、头身疼痛、无汗而喘、脉浮紧，多见于隆冬季节野外劳作的农民工或保暖措施不佳的产业工人，其感受的风寒邪毒选取麻黄汤大多能够取效。但在城市里的市民，大多居住在暖房里，即使得了风寒感冒，不久也会郁而化热，再加上感冒后又去涮火锅、饮酒，很快就出现咽喉肿痛、舌苔薄黄或黄厚等证候，这时用药就要在发散风寒的基础上适当增加一些清热利咽解毒的药。如附方中的大青龙汤就是在麻黄汤的基础上加石膏、生姜、大枣而成。功用发汗解表，清热除烦。主治外感风寒。发热恶寒，寒热俱重，脉浮紧，身疼痛，不汗出而烦躁。如热势较重者，生石膏可加大剂量用至50克以上，合麻黄既能清热解肌又能宣肺散寒，可谓一举两得；如在风寒感冒的基础上兼有湿邪，出现全身酸重疼痛、舌苔白腻者，可在麻黄汤的基础上加白术或薏苡仁。

　　然而临床上的表现不是一成不变的，风寒外袭致肺气失宣，出现咳嗽上气，胸膈烦满，痰气不利，呀呷有声，脉浮数者，可在麻黄汤的基础上加用桑白皮、炒紫苏子、陈皮组成华盖散以宣肺解表，祛痰止咳。这在慢性肺系疾病中常常遇到。

　　对于一些小儿风寒感冒患者，最容易出现一些支气管肺炎症状，肺部听诊可闻及湿性啰音。曾治一3岁小儿，风寒感冒后数日未愈，咳喘上气，平卧则加重，闻及两肺满布湿性啰音，遂用麻黄汤数剂而愈。如今的医生往往动辄就给予抗生素治疗，抗生素多是苦寒之品，易于损伤阳气，肺为娇脏不耐寒热，如治疗不当往往使病情拖延数日。

【附方】

　　（1）麻黄加术汤（《金匮要略》）　即麻黄汤原方加白术四两（12g）。上五味，以水九升，先煮麻黄，减二升，去上沫，内诸药，煮取二升半，去滓，温服八合，覆取微似汗。功用：发汗解表，散寒祛湿。主治：湿家身烦疼。

　　（2）麻杏苡甘汤（《金匮要略》）　麻黄去节，半两，汤泡（10g）杏仁十个，去皮尖，炒（10g）　甘草一两，炙（6g）　薏苡仁半两，上剉麻豆大，每服四钱（20g）　水一盏，煮八分，去滓温服，有微汗，避风。功用：解表祛湿。主治：风湿，一身尽疼，发热，日晡所剧者。

　　（3）大青龙汤（《伤寒论》）　麻黄去节，六两（12g）　桂枝去皮，二两（6g）　甘草炙，二两（6g）　杏仁去皮尖，四十个（6g）　石膏如鸡子大，碎（30g）　生姜三两（9g）　大枣十枚，擘（3个）　以水九升，先煮麻黄，减二升，去上沫，内诸药，煮取三升，去滓，温服一升。取微似汗。汗出多者，温粉扑之。一服汗者，停后服。汗多亡阳。遂虚，恶风烦躁，不得眠也。（现代用法：水煎服。）功用：发汗解表，清热除烦。主治：外感风寒。发热恶寒，寒热俱重，脉浮紧，身疼痛，不汗出而烦躁。

　　（4）华盖散（《太平惠民和剂局方》）　麻黄去根节，一两（6g）

桑白皮炙，一两（12 g）　　紫苏子炒，一两（15 g）　　杏仁去皮尖，炒，一两
（12 g）　赤茯苓去皮，一两（15 g）　　陈皮去白，一两（12 g）　　甘草炙，半
两（6 g）　上药为末，每服二钱（6 g），水一盏，煎至七分，去滓，食
后温服。功用：宣肺解表，祛痰止咳。主治：肺感寒邪。咳嗽上气，
胸膈烦满，项背拘急，声重鼻塞，头昏目眩，痰气不利，呀呷有声，
脉浮数者。

麻黄细辛附子汤

（《伤寒论》）

【组成】　麻黄二两去节，（10 g）　　细辛二两（6 g）　　附子炮，去皮、破
八片，一枚（12 g）

【用法】　上三味，以水一斗，先煮麻黄减二升，去上沫，内诸药，
煮取三升，去滓，温服一升，日三服。（括弧中用量为平时处方成人常
用量。）

【功用】　解表温里。

【主治】　太少两感证。太阳表（寒）实兼有少阴里（阳）虚。发
热恶寒，寒多热少，头痛无汗，脉不浮而反沉，舌淡苔薄白。

【方解及心得】　麻黄发汗以解太阳之表，附子温阳以补少阴之虚。
细辛发散逐寒，以增强麻附散寒之用。三药相伍，于扶阳之中促进表
解，于解表之中又能温经助阳。临床多见于太阳表证未罢，表寒乘少
阴里虚进驻少阴，或寒邪直中少阴病情未愈，太阳经又复感寒邪，出
现"少阴病，始得之，反发热，脉沉者"的证候。如果是单一的少阴
病就会有"脉微细，但欲寐"，可如今反发热说明病邪在表。

成无己说："少阴病，当无热恶寒；反发热者，邪在表也。虽脉沉，
以始得则邪气未深，亦当温剂发汗以散之。"曾遇一患者，男，35岁，
寒冷季节出差外地，感受风寒，表现为恶寒重，发热轻，鼻流清涕。

治疗数日，恶寒未见缓解反而加重，恶寒加衣被不减，观其舌淡略暗，苔白，舌面有点湿滑，脉沉细。细问其故，患者自述带病"入房"，翌日感恶寒加重，背部凉感明显且颈项强几几，手足亦有凉感，整日昏昏欲睡。此为失精之后，肾中空虚，寒邪自表乘虚侵入，属太少两感证。治当解表散寒，温里补虚。予麻黄细辛附子汤加减，处方：炙麻黄 10 克，制附子 12 克，细辛 6 克，野葛根 30 克，甘草 6 克。水煎服，每日一剂。先煮附子，麻黄、细辛后下。服药之后，啜热稀粥温覆发汗。三剂而愈。

桂枝汤

(《伤寒论》)

【组成】 桂枝三两（12 g）　　芍药三两（12 g）　　甘草炙，二两（6 g）
生姜切，三两（9 g）　　大枣十枚，擘（3 枚）

【用法】 上五味，㕮咀，以水七升，微火煮取三升，去滓，适寒温，服一升。服已须臾，啜热稀粥一升余，以助药力。温覆令一时许，遍身漐漐微似有汗者益佳，不可令如水流漓，病必不除。若一服汗出病瘥，停后服，不必尽剂；若不汗，更服，依前法；又不汗，后服小促其间，半日许，令三服尽；若病重者，一日一夜服，周时观之。服一剂尽，病证犹在者，更作服；若汗不出，乃服至二三剂。禁生冷、黏滑、肉、面、五辛、酒酪、臭恶等物。（现代用法：水煎服。括弧中用量为平时处方成人常用量）

【功用】 解肌发表，调和营卫。

【主治】 外感风寒。头痛发热，汗出恶风，鼻鸣干呕，苔白不渴，脉浮缓或浮弱。

【方解及心得】 桂枝汤为什么不再用麻黄？这是由桂枝汤的方证决定的。桂枝汤证是表虚证、表寒证，表虚是本证的主体病机，临床上病人自述怕冷或怕风，以手触之皮肤潮湿有汗，但发热不能随汗外泄，此时若用麻黄，则汗出太过既耗气又伤阴，所以本方就只用桂枝，来温通血脉，和营散风，即所谓的解肌发表。因为卫气虚，不能保护营气和营阴，所以营气和营阴易随着卫气外泄而成汗出，即所谓"卫气不能与营气谐和故而"。既然有汗出就会耗伤营阴和卫气，使表更虚，所以又给桂枝配上芍药。

芍药有白、赤两种。白芍敛阴和营，滋润肝脾。家父曾给我讲过，白芍，紧急情况下可用超大剂量，一般200克，急煎治疗产后大出血可立竿见影；养血和营一般用小剂量。赤芍凉血活血，行滞通脉。我常用茵陈蒿汤配上赤芍30～50克治疗急性黄疸型肝炎，疗效较好。该方从功能作用来讲选用白芍较为合适，这样既补充因汗出而导致的阴津不足，又加强了君药治疗表虚、表寒证的主治功效。桂枝、白芍一散一收，既对立统一又相得益彰。

方中甘草用药巧妙，甘草具有温中益气的作用，与桂枝相配，辛甘化阳有助于发汗解肌；和芍药相合，酸甘化阴，加强了补阴、补津的作用。其调和作用凸显，能使方中药物的作用控制在一定范围内。生姜、大枣合用，可升发脾胃之阳气，蒸液为汗，为解表驱汗提供动力支持，为辅佐药。

桂枝汤证的主要症状是发热、汗出、恶风或者恶寒，是一种表寒、表虚的症状。从方剂的用药剂量来讲，其药味少、药量轻。治疗的主旨重在调，其次才是治。从"烦琐"的服法来看，啜热稀粥，遍身漐漐微似有汗，不可大汗流漓。若一服汗出病差，停后服，不必尽剂；若不汗，更服，依前法；半日许，令三服尽；若病重者，一日一夜服，等等，都说明调治调养的重要性。治病首先要静养，在休息状态下进行，要有步骤分阶段实施，过程中要注意观察，把握每一个节点，并规定饮食的注意事项，禁生冷、黏滑、肉、面、五辛、酒酪、臭恶等物（现代说法即饮食清淡）。

有些病人治疗效果不好有两方面的原因。一是因为没有按照医嘱及服药的要领去做。当今社会工作压力、生活压力较大，哪有这么多的工功夫来静养，有的刚吃完药就出门沐风淋雨，使卫气受损或被郁，根本达不到治疗的目的。《内经》有云："卫气者，所以是温分肉，充皮肤，肥腠理，司开阖者也。"气属阳，能温养人体，具有卫外、防御的功能，所以治疗风寒表虚证只有以顾护卫气为主，方能达到目的。二是古方今病不相能（匹配）也。曾治一慢性（乙）肝衰竭患者，女性，46 岁，来时症状为乏力、纳差、尿少、大便尚通畅，中等量腹水、双下肢水肿，ALT（谷丙转氨酶）、AST（谷草转氨酶）、TBIL（总胆红素）、DBIL（直接胆红素）均略高于正常，凝血酶原活动度（PTA）在 30% 以下，血浆白蛋白 25 g/L。经抗病毒、保肝护肝、对症支持疗法 20 余天，腹水消失，下肢水肿消退，诸症改善。血浆白蛋白升至 32 g/L，PTA 升至 35%。这时病人又出现了一个新情况：自晚间 8 时到翌日早 7 时通身出汗，有时大汗以至浸湿内衣和床单（无论是在醒时还是在睡眠过程中，已排除结核病），乏力加重，尿量明显减少，750 ml/d。

由于病人肝脏基础较差，病史久远，当时一筹莫展，束手无策。遂试用中药免煎颗粒补气养阴，收摄固表。用药：黄芪、党参、陈皮、麦冬、枸杞子、山茱萸、麻黄根、煅牡蛎、煅龙骨、白术、防风、甘草。服药数剂未效，病情处于僵持阶段。当时病人家属提出前往外院诊治，已同意前往，但遗憾的是被该院拒绝。

当时我意识到要想冲破治疗的瓶颈，必须先迈过"出汗"这个坎。待我仔细询问病史后发现两个容易忽略的症状：一个是汗出来有凉的感觉，另一个是自觉胃脘部有一个"凉"点。于是茅塞顿开，这不就是"桂枝汤证"嘛！"凉"点是卫阳亏虚，出汗多是卫外不固、营阴外泄。虽历代伤寒学者未有此类描述，但古代先贤有云："书不尽言，言不尽意，弦外之音，本无字词。"只要抓住了这两个症状就等于牵住了牛鼻子。

我和科里其他几个中医大夫就该病例讨论后处方如下：桂枝10克，白芍10克，生姜6克，大枣3枚，甘草6克，麻黄根30克，煅牡蛎30克，煅龙骨30克，山茱萸6克。五剂，水冲服，每日一剂。用以调和营卫，收摄止汗。服药两剂见效，五剂汗止，尿量恢复为正常的2000～2400 ml/d，再服十剂调理善后。

这个病例再一次提示我们，临证时要勤于思考，善于发现对于辨证起关键作用的证候，再者对于桂枝汤证切勿对号入座！

临床上的桂枝汤证不是都能对号入座的，有时还可以见到一些兼证，如桂枝汤证兼见项背拘急（肩背皮肤发紧），就用桂枝加葛根汤治疗，葛根既能入太阳经，以解肌清热，舒展背部皮肤；又能入阳明经，生津液，助津液上输于肺。对于慢性肺系疾病，宿有喘病，又感风寒而见桂枝汤证者，就用桂枝加厚朴杏子汤治疗，解肌发表，下气平喘，往往收效者众。

【附方】

（1）桂枝加葛根汤（《伤寒论》）　葛根四两（15 g）　桂枝二两（10 g）　芍药二两（10 g）　甘草二两，炙（6 g）　生姜三两，切（9 g）大枣十枚，擘（3 枚）　上六味，以水一斗，先煮葛根，减二升，去上沫，内诸药，煮取三升，去滓，温服一升。覆取微似汗，不须啜粥，余如桂枝法将息及禁忌。功用：解肌舒筋。主治：太阳病，项背强，反汗出恶风者。

（2）桂枝加厚朴杏子汤（《伤寒论》）　桂枝汤原方加厚朴二两，炙，去皮（10 g）　杏仁五十枚，去皮尖（10 g）　上七味，以水七升，微火煮取三升，去滓，温服一升，覆取微似汗。功用：解肌发表，下气平喘。主治：宿有喘病，又感风寒而见桂枝汤证者；或风寒表证，误用下剂后，表证未解而微喘者。

九味羌活汤

(《此事难知》引张元素方)

【组成】 羌活一钱半（5 g）　　防风一钱半（5 g）　　苍术一钱半（5 g）
细辛五分（3 g）　　川芎一钱（3 g）　　白芷一钱（3 g）　　生地黄一钱
（3 g）　　黄芩一钱（3 g）　　甘草一钱（3 g）

【用法】 上药㕮咀，水煎服。（括弧中用量为平时处方成人常用
量）

【功用】 发汗祛湿，兼清里热。

【主治】 外感风寒湿邪，内有蕴热证。恶寒发热，肌表无汗，头
痛项强，肢体酸楚疼痛，口苦而渴，舌苔白或微黄，脉浮。

【方解及心得】 九味羌活汤全方共九味药，且用量很轻，适合给
小儿治病。初学中医时老师讲过，治疗外感的方剂要把握两个原则，
一是药味少，一是剂量要轻，并且要多用些花、草、叶、茎等轻清的
药物，其具有升散的作用，有助于散寒或散热。山东名医张珍玉教授
治疗感冒处方用药剂量都是偏小，但用药后的疗效却好到让人叹服。
本人早年治疗感冒时只要见到风寒表证兼有湿邪，症见恶寒发热，肌
表无汗，头痛项强，肢体酸楚（重）疼痛，舌苔薄白或见腻苔者，就
用九味羌活汤化裁，剂量往往要偏大一些，对于成年人更是这样。如
兼有口苦而渴，表明有热象，且时有口苦、口渴、口黏三者并见者，
用的清热药黄芩、生地黄的剂量会稍微大一些，另外在此用生地黄、
黄芩还有一层反佐的意思，就是牵制辛温升散药物的阳热之性。

风寒湿邪表证兼有里热，头痛发热、恶寒、口干、烦满而渴等症
较重者，或是具有风湿、类风湿病史的患者感受风寒后，再用本方就
显得病重药轻或药不达病，这时可选用大羌活汤化裁。

关于本方的用量大小问题，若干年前用的药材都是一些道地药材，

质量好一些，故本方的用量就小；而现在人口众多，药材用量大，野生的道地药材已经满足不了市场的需求，所以多是人工栽培，在质量和疗效上自然就打了折扣，因而在处方用药时都要考虑进去，用量就需偏大一些。

【附方】大羌活汤（《此事难知》）　羌活　独活　防风　细辛　防己　黄芩　黄连　苍术　甘草炙　白术各三钱（各9g）　知母　川芎　生地各一两（各5g）　咬咀，每服半两（15g），水二盏，熬至一盏半，去粗，得清药一大盏，热饮之。不解再服，三四盏解之亦可，病愈则止。若有余证，并依仲景随经法治之。功用：发散风寒，祛湿清热。主治：风寒湿邪表证兼有里热，头痛发热，恶寒，口干烦满而渴等症。

加味香苏散

（《医学心悟》）

【组成】紫苏叶一钱五分（5g）　陈皮　香附各一钱二分（各4g）甘草炙，七分（2.5g）　荆芥　秦艽　防风　蔓荆子各一钱（各3g）　川芎五分（2.5g）　生姜三片

【用法】上锉一剂，水煎，温服，微覆似汗。（括弧中用量为平时处方成人常用量。）

【功用】发汗解表。

【主治】四时感冒。头痛项强，鼻塞流涕，身体疼痛，发热恶寒或恶风，无汗，舌苔薄白，脉浮。

【方解及心得】加味香苏散是作为散剂的剂型来应用的，用量比较轻，但药味多一些，是在《局方》香苏散的基础上（香附子炒去毛四两，紫苏叶四两，甘草炙一两，陈皮二两不去白。共为细末，每服三钱，水一盏，煎七分，去滓热服，不拘时候，日三服）加味而来。为什么在麻黄汤、桂枝汤、九味羌活汤之后又派生出一个治疗风寒感

冒的方子？因为在适应证方面麻黄汤、桂枝汤都有严格的界定，无汗表实用麻黄，有汗表虚用桂枝，身体疼痛用羌活，如果风寒感冒证候表现稍微重一些，一般轻剂就难以解决问题，所以就有了本方的出现。

本方所治的四时感冒在这里主要是指四季当中受的风寒之邪，可以有恶寒，头痛项强，鼻塞流涕，身体疼痛，无汗，舌苔薄白，脉浮，但未必见到发热或恶风。如夏季在空调房间乘凉过度常常出现这种情况，其用药也比较轻，主要是用苏叶、荆芥、防风解表，这三味药发汗解表的功效比较缓和，温而不燥，素来被称作"风中之润剂"，都具芳香、辛散轻扬的特点。方中苏叶兼能调理胸中之气；陈皮、香附疏理肝胆脾胃之气；蔓荆子、川芎入血分，达巅顶，祛风止痛，与秦艽相配加强了发汗解表的作用。

曾治疗一中年男性患者，在夏季的一天喝了很多的啤酒，吃了一些凉饭，回家后就躺在沙发上睡着了，由于空调间的温度低了一些，加之没有盖衣物，致使感冒着凉，出现了风寒感冒的症状：恶寒，头痛，鼻塞流涕，身体疼痛，舌苔白，脉浮紧且伴胸脘饱胀感。我就在原方的基础上改了一下剂量：紫苏叶 10 克，陈皮、香附各 15 克，炙甘草 6 克，荆芥、秦艽、防风 各 10 克，蔓荆子 15 克，川芎 6 克，生姜三片。开出三剂药，服了两剂病情霍然而愈。从这一点来讲，在临床上只要识准了病、认准了证，就能效如桴鼓。

小青龙汤

（《伤寒论》）

【组成】 麻黄去节，三两（9 g）　　干姜三两（6 g）　　甘草三两，炙（6 g）　　五味子半升（6 g）　　芍药三两（9 g）　　细辛三两（6 g）　　桂枝去皮，三两（9 g）　　半夏洗，半升（3 g）

【服法】上八味，以水一斗，先煮麻黄，减二升，去上沫，内诸药，煮取三升，去滓，温服一升。 （括弧中用量为平时处方成人常用量。）

【功用】 解表蠲饮，止咳平喘。

【主治】 风寒外伤，水饮内停。恶寒发热，无汗，喘咳，痰多而稀，或痰饮咳喘，不得平卧，或身体疼重，头面四肢浮肿，舌苔白滑，脉浮。

【方解及心得】 小青龙汤解表蠲饮，止咳平喘，主要用于风寒外伤，水饮内停所致的恶寒发热，无汗，喘咳，痰多而稀，或痰饮咳喘，不得平卧，或身体疼重，头面四肢浮肿，舌苔白滑，脉浮或滑者。

临证时并非所有症状都能具备，要抓住主要的症状：一是恶寒发热的风寒表寒证，一是痰多而稀兼有泡沫的寒饮伏肺证。在广大的农村，平素患有肺系疾病如慢性支气管炎、支气管哮喘的病人，冬季受凉，伤风感冒，外寒引动内饮，痰声辘辘，张口而喘，听诊可闻及两肺满布湿啰音，再结合其舌苔白、脉浮的表现，就可以应用此方。

曾治一慢性支气管哮喘患者，男性，43 岁，每逢冬季来临之际易受凉感冒触发哮喘。一次感冒后触发哮喘，在一综合医院寻求西医治疗，应用头孢类抗生素治疗数日，效果欠佳，咳喘症状仍存，夜间不得平卧，影响睡眠。后来找我求诊，诊视患者恶寒无汗，咳吐大量白色清稀泡沫痰后胸中得舒，舌苔白滑，脉细滑，辨证外寒束表，内饮伏肺，肺失宣降。治当发散风寒，解表化饮，并佐以平喘止咳。以小青龙汤为主化裁：炙麻黄 10 克，桂枝 12 克，白芍 10 克，细辛 10 克，干姜 6 克，五味子 6 克，姜半夏 9 克，炙甘草 6 克，炒杏仁 6 克，前胡 9 克。三剂，每日一剂，水煎服。二诊：咳喘明显缓解，恶寒发热已除，夜眠已安。观其舌苔薄白，脉缓而滑。

知之标证已解，余邪未净。予射干麻黄汤调理善后。

处方：炙麻黄 5 克，桂枝 6 克，射干 10 克，细辛 5 克，姜半夏 6 克，蜜炙紫菀 12 克，蜜炙冬花 12 克，五味子 5 克，茯苓 15 克，大枣 3

枚（掰烂）。三剂，水煎服。

因为临证时患者的临床症状不可能完全一致，这就需要辨证加减。小青龙加石膏汤，可解表蠲饮，兼除烦躁。主治：小青龙汤证兼有烦躁者。用于心下有水气，咳而上气，烦躁而喘，脉浮者。如咳而上气，痰不易咳出，喉中有水鸡声，可用射干麻黄汤（见附方）。寒喘痰多难咯，可加白芥子、苏子、莱菔子，缓解期肺气虚可加蛤蚧、乌梅，脾肾阳虚可加白术、山药、防风。

在上述案例的处方中，麻黄、桂枝的用量均比在麻黄汤中的大，而且桂枝的用量大于麻黄的用量。这样配伍不是因为表实证重，需要加强它发汗的作用，而是因为饮痰的产生是由于阳气虚，水湿不化产生的，性质属寒又叫寒饮，所以必须用温化的办法。《金匮要略》痰饮篇中关于痰饮的治疗原则是"病痰饮者，当以温药和之"，本方用麻、桂共同来发散风寒，但在剂量上加大桂枝的用量就是为了加强它的温通作用。总之，在这里加大桂枝的用量有两个方面的意义：一方面有助于发汗解表，另一方面它还能帮助温化寒饮。

其次，关于细辛和干姜的配伍，细辛入少阴经，能够祛在里、在下的寒水之痰，辛散的力量非常强，温化肺中寒饮的重任非它莫属。处方中我把细辛的剂量加到 10 克，其实还可以加到 15 克，短期应用中病即止，如果不伴有重要脏器的损害，副反应不足为虑。刚参加工作那阵儿我曾在杂志上看到过一篇文章，一位医生为了验证细辛的毒性，纠正"细辛不过钱"的用量限制，做了一个试验，自己生吃细辛。当细辛吃到 15 克的时候，方感觉到有点头晕、恶心，口唇发麻，于是就停了下来。自此以后他用细辛的量均在 10 克以上。对于这个故事我没提出任何异议，之后再用细辛，成年人的量均提到了 10 克以上，从未发生过不良反应，并且在治疗胃痛、头痛上效果尤佳。所谓"细辛不过钱"，是指在《本草纲目·草部第十三卷》中，李时珍引陈承（《本草别说》）之细辛说："若单用末，不可过一钱，多则气闷塞，不通者死……"若在复方汤剂之中，其毒性则大大被降低，所以汤剂当中的用量可适当地放宽一些，但要具体问题具体分析，不可鲁莽，否则是要出问题的！当医生千万不要凭一股子热血和激情，经验要慢慢积累。

对于肺中寒饮常常细辛配合干姜，加大辛散、温化的作用，再伍以炙麻黄的宣发作用，将水饮有形之邪蒸腾汽化变为水气而排出，半夏降逆气而止咳喘，共为臣药。方中的白芍、五味子主要是敛肺气，避免因咳喘或麻桂姜辛的辛散温热而耗伤肺气或肺阴，具有佐治的意义。甘草调和诸药为使药。

另外，在《金匮要略方论》中讲小青龙汤还可治溢饮，溢饮就是水气泛溢于肌肤，水肿。"病溢饮者，当发其汗，大青龙汤主之，小青龙汤亦主之"。

【附方】

（1）小青龙加石膏汤（《金匮要略》）　即小青龙汤加石膏二两。功用：解表蠲饮，兼除烦躁。主治：肺胀。心下有水气，咳而上气，烦躁而喘，脉浮者。

（2）射干麻黄汤（《金匮要略》）　射干三两（12 g）　麻黄四两（9 g）　生姜四两（9 g）　细辛三两（6 g）　紫菀三两（12 g）　款冬花三两（12 g）　大枣七枚（3 枚）　半夏半升（9 g）　五味子半升（6 g）　上九味，以水一斗二升，先煮麻黄两沸，去上沫，内诸药，煮取三升，分温三服。功用：宣肺祛痰，下气止咳。主治：咳而上气，喉中有水鸡声者。

第二节　辛凉解表

辛凉解表剂治疗表热证。表热证与表寒证在感邪方面是有区别的，表热证是感受的风热或温热之邪，临床特征是发热重恶寒轻，或者但恶风而不恶寒，汗出不畅。对照桂枝汤方证似乎有类似之处，但有所不同。风热或温热之邪上犯，咽喉首当其冲，出现头痛，口渴，咳嗽，咽痛甚至咽喉红肿，舌苔薄白但舌面欠润，有时还会出现薄黄苔，舌尖边红或略红，脉是以浮数为主，桂枝汤证就没有这种兼证。在组方中以辛凉解表药为主，多是药性偏凉的花、草、叶之类。

桑菊饮

（《温病条辨》）

【组成】 桑叶二钱五分（10 g）　菊花一钱（6 g）　杏仁二钱（10 g）　连翘一钱五分（10 g）　薄荷八分（6 g）　桔梗二钱（10 g）　甘草生，八分（6 g）　苇根二钱（30 g）

【用法】 水二杯，煮取一杯，日二服。（括弧中用量为平时处方成人常用量。）

【功用】 疏风清热，宣肺止咳。

【主治】 风温初起。但咳，身热不甚，口微渴。

【方解及心得】 本方证多见于冬春之交或夏秋之交的轻微感冒，用于风温初起或温燥初期，咳嗽，鼻流浊涕，身不甚热（一般不超过38 ℃），微渴，咽干或咽痛，舌苔薄白或微黄，脉象浮数。现代医学的上呼吸道感染、流行性感冒、急性支气管炎、急性咽峡炎等出现风温风热证者均可使用。如症状较轻可服一点桑菊感冒片、复方大青叶合剂之类即可痊愈。

本方从组成上来看大多是些质地轻清的花、草、叶、茎，为什么呢？因为轻可升清扬浊，"轻可去实""治上焦如羽，非轻不举"，风温犯肺，邪在卫分，又叶天士从病因、病位、病机、治法上都说得明白，"温邪上受，首先犯肺""在卫汗之可也"。方中以桑叶、菊花辛凉轻清，疏散肺经风热，为主药。薄荷辛凉发散，助桑、菊疏解上焦风温热邪，桔梗宣肺止咳，杏仁清肃降气，三药共为臣药。连翘辛寒味苦，但质轻能入心，散肺热透肌表，芦根甘寒，清肺热，生津液，共为佐药。甘草合桔梗能利咽喉为使药。

本方的临床应用和加减方面：如治疗风温咳嗽，痰多色黄，咯吐不利者，加全瓜蒌 30 克、知母 10 克、川贝母 12 克（打碎煎熬，增加与水的接触面积，熬出的有效成分会多一些）；如果温邪化热，而见咳嗽，痰黄而黏稠难出，咽干口渴，舌苔黄，脉浮数有力等症者，可加重本方的用量，桑叶 10 克，菊花 10 克，杏仁 10 克，连翘 12 克，薄荷 6 克，桔梗 12 克，生甘草 6 克，芦根 30 克，再加炒黄芩 12 克、生石膏（先煎）30 克、冬瓜子 10 克、葛根 10 克；如温邪化热，热入血分，兼现高热、神昏、身出斑疹者，除加重本方用量外，还需加玄参 30 克、赤芍 12 克、生地黄 30 克等，口渴明显者可加天花粉 30 克或北沙参 15 克、麦冬 15 克；风温表证兼见两目红赤、羞明流泪，甚或头痛、目痛者，可加白蒺藜 30 克、草决明 15 克、荆芥 10 克、夏枯草 30 克，兼见咽喉肿痛者，可加牛蒡子 30 克、玄参 15 克、板蓝根 30 克、山豆根 15 克。

我常用桑菊饮治疗春季和初秋发生的外感咳嗽（即病毒性感冒）。症状表现为轻度头痛，咽痛、咽痒，鼻流涕而自感鼻孔出热气，咳嗽，痰黏不易咯出，喉间微痛，身有轻热或不发热仅感周身酸困，舌苔薄白，脉象略浮数或数。此时可用：桑叶 9 克，菊花 10 克，杏仁 10 克，连翘 6 ~ 10 克，桔梗 9 克，牛蒡子 20 克，甘草 6 克，薄荷 6 克（后下），荆芥 9 克，枇杷叶 10 克，紫菀 12 克，芦根 15 克。水煎服，每日 3 次，饭后服，病情减轻后可改为隔日一剂。

初秋季节，人体内一般尚有暑夏的余热，此时秋风初燥，最易伤肺，人感其邪，从体内之热而温化，为温燥束肺，发生外感咳嗽。此属外感咳嗽温燥证。其症状常见头痛鼻塞，口鼻干燥，咽喉发痒，或有喉痛，咳嗽，痰不易出，或咽干呛咳无痰，身无大热，口干喉燥，饮水不能解，舌苔薄白欠润，脉浮或略数等。可用：桑叶 10 克，菊花 10 克，杏仁 10 克，桔梗 10 克，连翘 12 克，薄荷 6 克（后下），荆芥 6 克，天花粉 10 克，枇杷叶 12 克，鲜芦根 15 克，梨皮 1 个，麦冬 20 克。水煎，每剂分两次服。咳嗽重者，加蜜炙紫菀 15 克、川贝母 12 克（打碎）。舌苔厚者，可加炒莱菔子 10 克。以上方仅是我个人用药心得，望择其良者而用之。

银翘散

（《温病条辨》）

【组成】　连翘一两（12 g）　　银花一两（12 g）　　苦桔梗六钱（10 g）　薄荷六钱（6 g）　　竹叶四钱（6 g）　　生甘草五钱（6 g）　　荆芥穗四钱（10 g）　　淡豆豉五钱（6 g）　　牛蒡子六钱（30 g）

【用法】　共杵为散，每服六钱，鲜苇根汤煎，香气大出，即取服，勿过煎。肺药取轻清，过煮则味厚而入中焦矣。病重者，约二时一服，日三服，夜一服；轻者，三时一服，日二服，夜一服；病不解者，作再服。（现代用法：按原方配伍比例酌情增减，改作汤剂，水煎服；亦可制丸剂或散剂服用。括弧中用量为平时处方作汤剂时成人常用量。）

【功用】　辛凉透表，清热解毒。

【主治】　温病初起。发热无汗，或有汗不畅，微恶风寒，头痛，口渴，咳嗽咽痛，舌尖红，苔薄白或薄黄，脉浮数。

【方解及心得】　银翘散和桑菊饮均能治疗风热之邪、温热之邪导致的发热，咽痛，无汗或汗出不畅，或有鼻塞等，也就是平常所说的风温、春温，现代医学称作流行性感冒，临床上的表现形式多种多样，有的表现的轻一点，有的表现的重一点，通常轻一点的病情用桑菊饮，重一点的用银翘散作汤。至于在临床上怎样加减和取舍我认为要把握两点：1. 有发热、恶风，以卫分表热证为主，但体温一般不超过 38 ℃，咽部轻度充血者，用桑菊饮；2. 如果发热重，体温达 39 ℃以上，咽痛明显，且伴有咳嗽，望舌质边尖红，苔白或薄黄欠润，脉浮或数者，用银翘散。基本处方用量如下：连翘 12 克，银花 12 克，苦桔梗 10 克，薄荷 6 克，竹叶 6 克，生甘草 6 克，荆芥穗 10 克，淡豆豉 6 克，牛蒡子 30 克。先用三剂，每日一剂。此方大多有效，但也有无效者，无效者属病重药轻，可渐进式加量，一般都有效果。针对小儿患者要根据年龄及体质情况适当减量，一般 6～12 岁，银花、连翘的量为 3～6 克，6 岁以下控制其量在 3 克以下。小儿为稚阴稚阳之体，脏腑娇嫩，不耐寒热，用药剂量方面更得小心为是。

近两年流行的季节性传染病和新发传染病，如麻疹、水痘、流行性腮腺炎、手足口病等，均可用温热病的病机理论进行辨证论治。常用银翘散配伍升麻、葛根、炙麻黄、生石膏，解肌发表透疹；配伍苍术、薏苡仁、茯苓，清热祛湿解毒，治疗水痘及手足口病，如有高热不退、手足抽动者，可加用羚羊角粉冲服以熄风止痉，有时西药解决不了的，用其可立竿见影（但要避免假羚羊角粉）；加柴胡、黄芩、大青叶可治疗流行性腮腺炎，解毒清热，疏解少阳之热毒。

本方通过加减也可用于疮科。我曾在 80 年代初期应用该方加减治疗"蜂窝组织炎"。基本方如下：金银花 30 克、连翘 20 克、黄连 30 克、蒲公英 30 克、野菊花 30 克，清解疮毒；赤芍药 15 克，凉血散瘀；薏苡仁 40 克，清热利湿，排脓散结；生黄芪 30 克，辅助正气托毒外出；生姜 3 片，防寒凉过重伤及胃阳为反佐药。一般用药十剂左右而愈。

从机理而言，温热之邪是天地之间的一种异气，上侵机体，从口鼻而入，首先犯肺，致肺失宣发，皮毛开合失度，或无汗或有汗，或恶寒或恶风。无论发热的程度如何，最终解除热邪要给个出路，这个出路就是从表而解。因此，银翘散中才会出现在辛凉解表的同时，适当的配合辛温解表药增强开泄毛孔的作用。

纵观全方，银花和连翘为主药，功效均为清热解毒。银花芳香辟秽（抗病毒），凉而能透；银翘清气分热，清而兼透。再加上一些辛凉解表的薄荷、牛蒡子。牛蒡子能解风热之毒，治疗咽肿、咽痛的用量至 30 克效果会更好。其次再加荆芥 10 克和豆豉 6 克，这两个药是辛温的，通过伍以少量辛温药，能使机体在辛凉的同时开皮毛、透肌表，使热邪从汗而解。最后加桔梗 10 克、竹叶 6 克、芦根 30 克、甘草 6 克，宣肺气，利咽喉，祛肺热，生津除烦，对咳嗽和咽部干痛疗效尤佳。

麻黄杏仁甘草石膏汤

（《伤寒论》）

【组成】 麻黄四两，去节（6 g）　　杏仁五十个，去皮尖（10 g）　　甘草二两，炙（6 g）　　石膏半斤，碎，绵裹（50 g）

【用法】 以水七升，先煮麻黄，减二升去上沫，内诸药，煮取二升，去滓，温服一升，日再服。（括弧中用量为平时处方成人常用量。）

【功用】 辛凉宣泄，清肺平喘。

【主治】 外感风邪，身热不解，咳逆气急鼻煽，口渴，有汗或无汗，舌苔薄白或黄，脉滑而数者。

【方解及心得】 麻黄杏仁甘草石膏汤，通称麻杏石甘汤，现在的教科书或一些方剂书中称其为麻杏甘石汤，说的都是一回事。我最初接触这个方子的时候，课堂上老师给我讲了一个故事：说某年某月某日，某个国家的元首来华访问期间，患了"大叶性肺炎"，寻求中医治疗，于是周总理给他安排了一个知名的中医大夫，望闻问切之后，开出的方药就是麻杏石甘汤，几服药下来病情豁然而愈，让这个外国元首见证了中医的神奇。

大叶性肺炎又称肺炎球菌肺炎，主要临床表现为突发的寒战，中医称恶寒，发热、胸痛、咳嗽、咯铁锈色痰和憋喘（肺实变）为其特点，整个病理过程分为充血期、红色肝样变期、灰色肝样变期和消散期，整个病程为 5 ~ 10 天。这个病在 80 年代以前还可以在呼吸科见到，中西医治疗均可见到明显的疗效。近年来抗生素被广泛地应用和滥用，其对病情的早期干预，使得典型的大叶性肺炎已经很少见到了。

20 世纪 80 年代初期我曾治一例大叶性肺炎，该患者男性，51 岁，外出田间劳动，突遭雨淋，感受风寒，回家后突起发热，达 39 度以上，恶寒，汗出不畅，咳嗽气急，咯吐铁锈色痰，胸痛，小便黄赤，大便干，舌苔薄黄，脉滑数。辨证属外寒束表，痰热壅肺，俗称"寒包火"。治以清宣肺热，止咳平喘。处方：炙麻黄 6 克，炒杏仁 10 克，石膏 60 克，金银花 15 克，连翘 15 克，桑白皮 15 克，全瓜蒌 30 克，薏苡仁 30 克，金荞麦 30 克，甘草 6 克。共用四剂药，每日一剂，水煎服。

每次服药后持续汗出，虽未大汗淋漓，以手触之但感皮肤湿滑，咳减气平，胸痛渐次缓解，痰量减少且颜色变浅，大便通畅。四剂药毕，体温降至正常，诸症基本消失。唯觉乏力懒言，口干欲饮，此为热病耗气，汗出伤阴之故。二诊：上方去瓜蒌，减金银花为 10 克、连翘为 10 克、石膏为 30 克，加知母 10 克，党参 15 克。继服三剂调理善后而愈。

对于该病例的治疗要点是抓主症，在这里发热，咳嗽气急，胸痛，咯铁锈色痰是优先要解决的主要矛盾，因此麻杏石甘汤虽为辛凉解表，实际上是以清泄肺热为主，并且清泄肺热要贯穿治疗的全过程，通过清泄肺热，达到止咳平喘的目的，所以重用石膏为 60 克。麻黄的用量是石膏十分之一，很显然不是用麻黄解表散寒，而是宣肺平喘。石膏辛甘大寒，有麻黄的辛温发散相助，能更好地发挥石膏的解肌退热功效，"体若燔炭，汗出而散"，最终使肺热从汗而解。杏仁降逆止咳，因为肺有热，所以用量不宜过大。

因此，我认为在本方中把石膏作为主药一点都不过分，其实石膏除了解肌、清肺作用，未必不能平喘。麻黄、杏仁处于次要地位。如嫌药力不够可适当加入辛凉透表、清热解毒的药物。

麻黄与石膏相配，还有一个很重要的方剂——越婢汤。越婢汤主治汗出恶风，治一身悉肿，无大热，但不喘，所以去掉了杏仁加了姜、枣，麻黄和石膏的用量之比也有所不同，麻黄加了二两，共六两，石膏还是半斤，甘草二两未变。生姜能行水，但与大枣相配，起着健脾祛湿的作用。我在临床上治疗急性肾小球肾炎时，凡中医辨证属"风水泛滥"且偏于风热者，都用越婢汤治疗。并酌加茯苓、泽泻、浮萍、益母草（取瘀血化水之意），以助宣肺活血，利水消肿；有咽喉肿痛者则加板蓝根、桔梗、连翘，以清咽散结解毒。

升麻葛根汤

（《阎氏小儿方论》）

【组成】 升麻（5 g）　　葛根细锉（6 g）　　芍药（6 g）　　甘草锉，炙，各等分（3 g）

【用法】 上同为粗末，每服四钱，水一盏半，煎至一盏，量大小与之，温服，无时。（上药可煎汤鼻饲，成人加倍，方中剂量系本人治小儿常用剂量。）

【功用】 解肌透疹。

【主治】 麻疹初起未发，或发而不透，身热头痛。

【方解及心得】 麻疹这个病多年以前多见于 5 岁以下的小儿，成年人却很少见到，发病率较低。近两年发病人数增多，我想一方面可能与环境污染导致的微生态平衡被打破，自然界的麻疹病毒卷土重来有关；另一方面是城市和农村流动人口多，预防接种没有做到全覆盖，麻疹疫苗注射被漏掉的小儿较多，一旦局域存在新发病例，很快造成流行。

在住院的麻疹病例中，成年麻疹患者能占到 15% ~ 20%，且病情重，消化道和呼吸道症状明显（恶心甚至呕吐，纳差，咳嗽，憋闷）；小儿病例占到 80% 以上，且一岁以下的小儿更是占到相当大的比例。这些病人有的来住院时身上已经有疹，还未完全出齐，有的在当地发热之后出疹前应用激素退热，结果抑制了免疫反应导致麻疹迟迟不出，但高热仍持续，后经过麻疹抗体检查得以确诊。所以在麻疹未发之时很难确诊。对于麻疹透发不好的病例，我通常选用升麻葛根汤化裁。

升麻升阳解表，葛根解肌发表，赤芍凉血解毒，甘草调和诸药。如麻毒症状较重者，恐药力不够，通常加上银花、连翘辛凉透表。如疹色暗淡，面色苍白，手足发凉，通常是由于并发肺炎、心力衰竭而使周围循环不良所致，属中医"邪毒内伏，格阴于外，卫阳被郁"，可加荆芥、防风辛温通阳，增强发散透疹之力。对于小儿发病，可用以上药物熬汤鼻饲。如出现麻疹兼有肺炎、心衰的情况，紧急危重之时可加用西药丙种球蛋白以中和病毒抗原以缓解中毒症状。疹出不畅，肺内郁热明显，发热不退，喘促咳嗽者，可加生石膏、黄芩宣肺泄热，以上加减往往都能收到较好的效果。

柴葛解肌汤

（《伤寒六书》）

【组成】 柴胡（6 g） 干葛（9 g） 甘草（3 g） 黄芩（6 g） 羌活（3 g） 白芷（3 g） 芍药（6 g） 桔梗（3 g）（原书无分量）

【服法】水二盅，姜三片，枣二枚，槌法加石膏末一钱（5 g），煎热服。无汗恶寒甚者，去黄芩，加麻黄，冬月宜加，春宜少，夏秋去之加苏叶。（括弧中用量为平时处方成人常用量。）

【功用】 解肌清热。

【主治】 感冒风寒，郁而化热。恶寒渐轻，身热增盛，无汗头痛，目疼鼻干，心烦不眠，眼眶痛，脉来微洪。

【方解及心得】 当年学习柴葛解肌汤时，为了便于记忆我自编了一首方歌："柴葛草芷活，桔梗芩芍药。"主治感冒风寒，郁而化热。恶寒渐轻，身热增盛，无汗头痛，目疼鼻干，心烦不眠，眼眶痛，脉来微洪者。里面谈到了感冒风寒，郁而化热，为什么郁而化热，这里是有先决条件的。譬如平时嗜食辛辣或素体阳盛者，感冒风寒后就会阳化而出现热象，特别是冬春季节流行的病毒性感冒属于自限性疾病，病情重的大约一周左右，如调养失当，不注意休息就容易化热。

临床主要表现为三阳合病，有太阳经的症状，项背不舒，也就是背部皮肤有点发紧（葛根、羌活解肌发表散太阳经寒邪）；少阳经的症状，两颞侧近太阳穴处跳痛（柴胡、黄芩疏解少阳之邪）；阳明经的症状，前额痛连着眉棱骨痛（白芷、赤芍清解阳明之热）。如再有咽喉不利、咳嗽则加上桔梗、甘草那就可以了。只要认准了这几个要点，本方的应用是不难掌握的。

记得曾经有个邻居，一家人都素体阳盛，平时冬季寒冷时一般人都穿厚一点的棉袄或羽绒服，而他们全家人只穿一个毛衣就可以过冬了，每当感冒时就会出现上述风寒化热的症状。我就应用此方治疗，屡用屡效。常用量：葛根 30 克，柴胡 12 克，白芷 9 克，羌活 9 克，黄芩 12 克，赤芍各 12 克，桔梗 12 克，甘草 6 克。水煎服，每日一剂。

【附方】 柴葛解肌汤（《医学心悟》） 柴胡一钱二分（12 g） 葛根一钱五分（12 g） 甘草五分（6 g） 赤芍药一钱（12 g） 黄芩一钱五分（12 g） 知母一钱（10 g） 生地二钱（10 g） 丹皮一钱五分（6 g） 贝母一钱（6 g） 水煎服。心烦加淡竹叶十片（5 g），谵语加石膏三钱（30 g）。功用：解肌清热。主治："春温夏热之病，其证发热头痛，与正伤寒同，但不恶寒而口渴，与正伤寒异耳，此方主之。"

第三节 扶正解表

扶正解表主要用于治疗素体虚弱的人感受外邪（或风寒，或风热，或风湿）所导致的感冒。因此在祛除表邪时，还要考虑扶正，扶正的内容包括益气、养血、滋阴、助阳。在治疗虚人感冒时首先要明确是素体气虚还是素体阳虚、血虚、阴虚等；其次要把握好解表和扶正的关系，不扶正机体就无力托邪外出。因此根据正虚与邪盛的轻重缓急，在用药剂量方面有所权衡，也就是说正虚的多一点，扶正的药量就要加大一点；表邪重一点，驱邪解表的药就要有所侧重。如果解表发汗的药用得过多，药力过强，就会导致耗气伤阴损阳；补益药用得不当或过多，反而会留邪难解，可能会产生变证。因此在诊治疾病时要细心把握，耐心斟酌，要达到解表而不伤正，扶正而不恋邪的目的。

败毒散

（《小儿药证直诀》）

【组成】 柴胡洗，去芦（6 g）　 前胡（6 g）　 川芎（6 g）　 枳壳（6 g）　 羌活（6 g）　 独活（6 g）　 茯苓（6 g）　 桔梗炒（6 g）　 人参各一两（6 g）　 甘草半两（3 g）

【用法】 上为末，每服二钱（6 g），入生姜、薄荷煎。（现代用法：按原方比例酌定用量，作汤剂，水煎服。括弧中用量为小儿而设。）

【功用】 发汗解表，散风祛湿。

【主治】 感冒风寒湿邪。憎寒壮热，头项强痛，肢体疼痛，无汗，鼻塞声重，咳嗽有痰，胸膈痞满，舌苔白腻，脉浮濡，或浮数而重取无力。

【方解及心得】 这个方子是专为小儿而设，用量较小，临床取量大致为：人参6克（或党参9克），柴胡6克，羌活6克，独活6克，枳壳6克，桔梗6克，前胡6克，川芎6克，茯苓6克，甘草3克。上药共为粗末，每服6克，用生姜2片、薄荷3克，加适量水煎至七分碗，去滓，不拘时候服。现代多作为汤剂煎服。用于成年患者，用量可加倍。

本方为益气解表、散风祛湿、辛温发汗之剂，适用于正气不足又兼外感风寒湿邪者，症见头痛项强，憎寒壮热，肢体酸痛，鼻塞声重，胸膈痞闷，咳嗽痰多，舌苔白腻，脉浮无力者。

羌活、独活皆能发汗解表，祛风散寒。区别在于一个入太阳经疏风胜湿，一个入少阴经搜风祛湿；从作用部位而言羌活偏于上半身。独活偏于下半身。二者配合柴胡解表，可以说是太阳、少阳、少阴均治，三药合用，不但疏风散寒，兼能祛湿除痛，是本方的主药。加川芎上至巅顶、下行于足，头痛、身疼、恶寒发热等主要症状都能覆盖到了，能发汗，能解表，还能祛风寒湿邪。

本病往往伴有胸部气机不畅、胸闷，因此方子里加了桔梗、枳壳，一个是宽中下气，一个是宣通肺气，升降同施，将胸中之郁气畅通。因为兼湿痰并有咳嗽，加茯苓、前胡祛痰止咳，甘草利咽，可缓和方剂的辛燥之气。诸药合用，既能发表散风寒，清热化湿，又能疏导经脉，行血化滞。古人还用其治疗时气疫疠，山岚瘴气，疟疾寒热，眼赤口疮，湿毒流注，喉痹毒痢，诸疮斑疹等，随证稍做加减即可。

本方加陈仓米，名仓廪散，用于治疗噤口痢，效果甚佳。清·喻嘉言治疗痢疾，甚推崇此方。并指出若是因未及时发表，外邪入里，而致下痢不止者，虽病日已多，仍须用人参败毒散，引其邪而出之于外，则死症可活，危症可安，特名之曰"逆流挽舟"法。我用本方治菌痢伴有败毒散证者，常加黄芩 10 克、黄连 10 克、木香 9 克，屡屡见效。

痢疾初起时，正气虚而表里俱寒者，适用人参败毒散。痢疾初起，正气不虚，表里俱热者，宜用葛根芩连汤。

对于本方的应用，焦树德老先生曾提醒注意，使用本方时人参（或党参）的用量可因人、因病、因时、因地酌情加减，但不能完全去掉。若去掉人参，就失去应有的效果，实乃经验之谈。

本方加大黄、芒硝（必要时可去羌活、独活），名硝黄败毒散，可治热毒壅积，口舌生疮，大便秘结，牙痛龈肿，痈毒热疮。

本方去人参，加连翘、金银花，名连翘败毒散，治疮毒焮痛不消。

本方去人参、生姜、薄荷，加荆芥、防风，名荆防败毒散（见附方），功能发汗解表，散风化湿，治外感风寒湿邪，表证咳嗽，以及肠风内热，大便带鲜血，兼有风寒湿邪表证者。

还有一个附方参苏饮，功能益气解表，但解表的力量稍弱一些，主要是用于慢性虚损患者感冒后的咳嗽。用苏叶、葛根药性比较缓和的解表药，既能宣肺又能解表，防止气虚汗出过多伤及正气。加人参扶正气，使正气足才能逼汗表解。此外，方子里有陈皮、半夏、茯苓、甘草，也有枳壳、桔梗，取二陈汤、枳桔散之意，重点在于祛痰，加木香寓补而不滞，更有利于痰的排出。

【附方】

（1）荆防败毒散（《摄生众妙方》）　羌活　独活　柴胡　前胡　枳壳　茯苓　荆芥　防风　桔梗　川芎各一钱五分（各 5 g）　甘草五分（3 g）　水煎服。功用：发汗解表，消疮止痛。主治：疮肿初起，红肿疼痛，恶寒发热，无汗不渴，舌苔薄白，脉浮数者。

（2）参苏饮（《太平惠民和剂局方》）　人参　苏叶　葛根　前胡　半夏（姜汁炒）　茯苓各七钱半（各 6 g）　陈皮　甘草　桔梗　枳壳麸

炒　木香各五钱（各4 g）　叹咀，每服四钱（12 g），水半盏，姜七片
枣一个，煎六分，去滓，微温服，不拘时。（现代用法：按原方比例酌
减，加姜三片，枣三枚，水煎服）。功用：益气解表，祛痰止咳。主
治：外感风寒，内有痰饮，恶寒发热，头痛鼻塞，咳嗽痰多，胸膈满
闷，苔白脉浮等。

第二章　泻下剂

泻下剂，以泻下药为主组成，具有泻下攻积，通达六腑，荡涤胃肠的功用，用来治疗有形之邪而致的里实证，属于下法范围。主要针对食滞胃肠、燥屎内结、水饮内停、痰瘀停滞、虫积等。《内经》有"其下者，引而竭之""中满者，泻之于内"之说。六腑之气以通为用，具有泻而不藏的特点，所以必须要保持通畅的状态，一旦通畅受阻，在里面产生积滞，就会使整个人体（胃肠、胆道、三焦）气机发生紊乱，分清泄浊功能失常而产生各种病变。

所以临床上攻下积滞、通畅腑道就可以很快使病邪祛除。因为"病邪"有寒热虚实之分，还要视具体情况具体对待，也就是根据不同的里实证，用不同的办法。作为医生要通过望、闻、问、切四诊合参明确诊断，确定是有形之邪导致的实证，要把握住这一点不能误诊，这对于治疗的终点结局很重要。言外之意，虚证是不能用泻下剂的。

因为泻下剂经常要配伍行气、祛痰、活血的药，这样能更好地泻除有形之实邪，如果虚证用了这些药那就犯了虚虚实实之戒，必然损耗人体气血。以上是用药的第一个层次或者说第一个阶段。接下来是用了泻下剂之后，在积滞祛除，六腑的气机升降、分清泄浊功能逐渐恢复的同时，还要注意在治疗的过程中是否损伤了脾胃正气，攻邪的同时如果损伤了脾胃的正气，还要有一个给予调补的过程。特别是有形之邪祛除以后，气机通畅，食欲往往有所改善，如饮食不慎或没有节制就容易再次产生食积。

对于水邪在里需要用泻法时，不能一味地攻下，应根据病人的体质情况，本着先祛邪后扶正，或祛邪扶正并举的原则来。饮食注意事项：吃东西要寒温适中，清淡易消化。总之，应用泻下法治疗疾病应注意病情进展，根据气血阴阳邪正的转归变化，适时地加减药物。用药要灵活机动，治病要出神入化！

大承气汤

（《伤寒论》）

【组成】　大黄四两，酒洗（12 g）　　厚朴八两，去皮，炙（15 g）　　枳实五枚，炙（12 g）　芒硝三合（10 g）

【用法】　以水一斗，先煮二物，取五升，去滓，内大黄，更煮取二升，去滓，内芒硝，更上微火一两沸，分温再服。得下，余勿服。（现代用法：水煎，大黄后下，芒硝溶服。括弧中用量为平时处方成人用量。）

【功用】　峻下热结。

【主治】　1. 阳明腑实证。大便不通，频转矢气，脘腹痞满，腹痛拒按，按之硬，甚或潮热谵语，手足濈然汗出，舌苔黄燥起刺，或焦黑燥裂，脉沉实。2. 热结旁流。下利清水，色纯青，脐腹疼痛，按之坚硬有块，口舌干燥，脉滑数而实。3. 里热实证之热厥、痉病或发狂等而见里热实结症者。

【方解及心得】　当年学习大承气汤不一定能够理解得很透彻，主要是记忆方歌，一歌三方朗朗上口，至今难以忘怀："大承气汤朴实黄，加入芒硝用须详；去硝乃是小承气，硝黄甘草调胃汤。"应用这几个方子治病要分层次，首先，选用大承气汤要具备 4 个要素：痞、满、燥、实。大黄可攻下，芒硝咸寒可软坚，厚朴、枳实可除胀满。但要注意，应用此方时不但认证要准，而且还得要识病，学习中医的人具备一点西医的知识比较好一些。记得 20 世纪 80 年代初我在临沂市中医院转科实习，转到外科的时候，一天上午来了一位中年妇女，主诉腹部胀满，疼痛难忍，辗转反侧不能平卧，查体可在剑突下触及 7×5 cm 的包块，质硬拒按，大便 3 天未行，入院初步诊断为"肠梗阻"，那时 B 超还没有普及。为了避免手术困难先服了一剂大承气汤，但未见什么效果且疼痛愈来愈重，无奈之下行剖腹探查。结果发现是胆囊结石，共取出了 12 块结石，胆囊撑得像一个紫茄子似的。手术顺利，一周后出院。通过这个病例可以说明一个问题，中医也是要辨证与辨病相结合的，这样才不会将"急腹症"误诊。但值得欣慰的是现在应用先进的检查设备可协助诊断，我们固然相信中医的疗效但也不能盲目崇拜，只要有利于疾病治疗，都可应用。

　　参加工作以后遇到了一个病例，一个老大爷，70 多岁，由家人搀扶进了诊室，主诉肚子痛，有时痛得"滚疙瘩"，一阵一阵的。之前感冒发烧一周，经治疗已不发热，但大便干燥 5 日未行，口渴，很少放屁，每到下午就头脑有点不清醒，糊里糊涂的（这和承气汤证的口渴、神昏、谵语、日晡加重症状对应起来了），如厕时其家人用手帮助抠出几个"羊屎蛋"后稍有缓解，自己用力排便只能挤出少许的黑水（这时我才真正明白"热结旁流，下利清水，色纯青"的意义了），舌苔焦黄干燥，上面附有黑苔，脉弦滑。这是典型的外感病，外邪入里化热进驻阳明。我认准了这就是大承气汤证，处方：大黄 12 克，芒硝 15 克，川厚朴 12 克，枳实 10 克。三剂药，一日一剂，水煎服，其中大黄、芒硝后下。仅一剂药就泻下许多类似"羊屎"的粪便，夹杂着较多的黑水，臭不可闻，腹部胀痛顿消，有神清气爽的感觉。其家人问我剩下的药要还吃吗，为了巩固疗效清理余热，但又不至于损伤正气，我让其家人将一剂药煎二次分到两天去服，第三剂药无须再服，中病即止。在这里要注意煎服法，大黄必须后下，才能达到预期的效果。

三承气汤中，大承气汤证是"痞、满、燥、实"具备、如果痞、满、实而不燥用小承气汤；如上焦痞满不甚，而主要是燥实，就用调胃承气汤，因为调胃承气汤有甘草，既可以防止硝黄峻猛泻下作用损伤胃气，又通过益气增强胃肠蠕动燥结的作用。

后世温热学派形成后，对于温热之邪伤阴的问题，给予了特别关注，为治疗温病过后的大便干结，创立了滋阴增液的方剂，如增液承气汤。

【附方】

（1）小承气汤（《伤寒论》）　大黄四两，酒洗（12 g）　厚朴二两，去皮，炙（12 g）　枳实三枚，大者，炙（10 g）　以水四升，煮取一升二合，去滓，分温二服。初服汤，当更衣，不尔者，尽饮之。若更衣者，勿服之。功用：轻下热结。主治：阳明腑实证。谵语，潮热，大便秘结，胸腹痞满，舌苔老黄，脉滑而疾；痢疾初起，腹中胀痛，或脘腹胀满，里急后重者。

（2）调胃承气汤（《伤寒论》）　大黄四两，去皮，清酒洗（12 g）甘草二两，炙（6 g）　芒硝半升（12 g）　以水三升，煮二物至一升，去滓，内芒硝，更上微火一二沸，温顿服之，以调胃气。功用：缓下热结。主治：阳明病胃肠燥热。大便不通，口渴心烦，蒸蒸发热，或腹中胀满，或为谵语，舌苔正黄，脉滑数；以及肠胃热盛而致发斑吐衄，口齿、咽喉肿痛等。

麻子仁丸

（《伤寒论》）

【组成】 麻子仁二升（30 g）　芍药半斤（30 g）　枳实炙，半斤

（12 g） 大黄去皮，一斤（6 g） 厚朴炙，去皮，一尺（12 g） 杏仁去皮尖，熬，别作脂，一升（12 g）

【用法】 上六味，蜜和丸，如梧桐子大，饮服十丸，日三服，渐加，以知为度。（现代用法：上药为末，炼蜜为丸，每次 9 g，每日 2～3 次，温开水送服。括弧内是我将丸剂改为汤剂的成人用量。）

【功用】 润肠泄热，行气通便。

【主治】 肠胃燥热，津液不足。大便干结，小便频数。

【方解及心得】 麻子仁丸是治疗便秘缓下的一个代表方，是以小承气汤，或者说是厚朴三物汤，加上了麻仁、杏仁、芍药而成。麻子仁味甘性平，功用滋脾阴，润肠道，兼能补脾气；杏仁降气润肠；芍药养阴补血。这个方剂的特点是考虑到了阴血亏虚造成的便秘，我在临床上常常转换成汤剂治疗产后便秘，由于产后失血，导致气血皆亏，气虚无以推动肠道的传导，血虚无以润滑肠道而导致便秘。常用量：麻子仁 15 克，芍药 15 克，枳实炙 9 克，大黄 9 克，厚朴 10 克，炒杏仁 10 克。此外还可加当归 12 克，瓜蒌仁 15 克，桔梗 10 克。上方治疗产后便秘基本上三剂药就能解决，屡用屡效。

方中加桔梗取"提壶揭盖"之意，因肺与大肠相表里，肺气通则大肠通，这样才能体现一个处方的完整性。对于老年人的习惯性便秘也可以用，因为肾主二便，老年人肾精亏虚，阴血不生易致便秘。

后面的二个附方五仁丸、润肠丸，都能润肠通便，和麻子仁丸较为相似，可灵活加减使用。

【附方】

（1）润肠丸（《脾胃论》） 大黄去皮 当归梢 羌活各五钱（各 15 g） 桃仁汤浸，去皮尖，一两（15 g） 麻子仁去皮取仁，一两二钱五分（30 g） 上除桃仁、麻仁另研如泥外，捣罗为细末，炼蜜为丸，如梧桐子大，每服五十丸，空心用，白汤送下。（现代用法：上药为末，炼蜜为丸，每服 12 克，空腹温开水送服。）功用：润肠通便，活血祛风。

主治：饮食劳倦，大便秘结，或干燥，闭塞不通，全不思食，以及风结、血秘等。

（2）五仁丸（《世医得效方》）　桃仁半两（15 g）　杏仁炒，去皮尖，一两（12 g）　柏子仁一钱二分五厘（15 g）　郁李仁炒，一钱（12 g）　松子仁一钱（6 g）　陈皮四两，另研末（12 g）　研为膏，再入陈皮末研匀，炼蜜为丸，如梧桐子大，每服五十丸，空心时米饮送下（现代用法：上药为末，炼蜜为丸，每服 12 g，空腹时温开水送下）。功用：润肠通便。主治：津枯肠燥。大便艰难，以及年老或产后血虚便秘。

第三章　和解剂

　　和解就是以调和的办法来解除病邪，为什么呢？因为伤寒病不在表，则无以用发散；病不在里，则无以用攻下。记得当年读成无己的《伤寒明理论》，其中给我印象最为深刻的一句话是："伤寒邪气在表者，必渍形以为汗；邪气在里者，必荡涤以为利；其于不外不内、半表半里，既非汗之所宜，又非吐下之可用，是当和解则可矣。"另外程钟龄在《医学心悟·医门八法》中也提出了和法："论病之源，以内伤、外感四字括之；论病之情，则以寒、热、虚、实、表、里、阴、阳八字统之；而论治病之方，则以汗、和、下、消、吐、清、温、补八法尽之。"戴天章的《瘟疫明辨》中将"和法"定义为："寒热并用之谓和，补泻合剂之谓和，表里双解之谓和，平其亢厉之谓和。"总之，和解剂适合于调理脏腑功能，而脏腑功能失调基本都包括有余和不足的病证，既要兼顾有余，又要照顾不足，所以用和法治疗的情况就包括半表半里、肠胃不和、肝脾不和等。

第一节　和解少阳

少阳病的特点是邪在半表半里之间，既不能出表而解，又不能入里而使病情加重。邪入半表半里，无论是传经而来，还是直中而来，都足以说明人体有正气虚的情况，如果人的正气充足，就能够抗邪外出，病邪就不会深一层入里了。所以到了半表半里时就说明正气不足。邪既没有入里，又没有出表，若用发汗解表的办法，邪无法祛除；如果用泻下法，又恐引邪入里，反加重病情。因此邪在少阳，居于半表半里，唯有和解一法。

小柴胡汤

（《伤寒论》）

【组成】　柴胡半斤（15 g）　　黄芩三两（12 g）　　人参三两（10 g）半夏洗，半升（12 g）　　甘草炙，三两（6 g）　　生姜切，各三两（9 g）　　大枣擘，十二枚（4枚）

【用法】　上七味，以水一斗二升，煮取六升，去滓，再煎取三升，温服一升，日三服。（现代用法：水煎二次，分二次温服。括弧中用量为平时处方成人常用量。）

【功用】　和解少阳。

【主治】　伤寒、中风等邪入半表半里而出现的少阳证。其症状为：往来寒热，胸胁苦满，食欲不振，心烦喜呕，口苦咽干，目眩，或胁下痛，或腹中痛，或渴，或利，或咳，或悸，小便不利，耳聋口苦，舌苔薄白，脉弦。并能治疗妇女产后发热，或经期感受外邪，热入血室，以及疟疾、黄疸等。

【方解及心得】 方中取柴胡，升阳达表，散半表之邪，为主药；黄芩降泄胆经邪热，清半里之邪，为辅药；半夏和胃降逆止呕，人参（党参）、甘草味甘和中，补气扶正，以助抗邪外出，和解转枢，使邪气不得传里，共为佐药；生姜、大枣辛甘相配，有和解营卫之功，为使药。

关于小柴胡汤的加减问题，在少阳病的原文下面写得比较详细：少阳证如出现口渴者，可于本方去半夏，加天花粉 12 克以生津止渴；如心中烦而不呕者，可去半夏、人参，加全瓜蒌 30 克以解郁热；呕逆重者，可加重生姜至 15 克，再加陈皮 9 克以理气散逆；咳嗽者，可去人参、大枣、生姜，加五味子 6 克以敛肺气，加干姜 6 克以散肺寒；若不渴外有微热者，去人参，加桂枝 9 克，温覆取微汗；口渴思饮，齿燥无津，加生石膏 30 克（先煎）以清胃火；下午低热加青蒿、地骨皮、白薇各 10 克，把人参改为沙参 10 克；腹中痛者，去黄芩，加白芍 30 克合甘草以缓急止痛；胁下痞硬，心下满闷，可去大枣，加生牡蛎 30 克，要先煎以软坚散结；心下悸动、小便不利者，去黄芩，加茯苓 30 克以淡渗利水；两侧头痛或偏头痛者，加川芎 10 克、菊花 9 克以散郁除风，通络止痛。由此可见，仲景对小柴胡汤的加减独具匠心，对小柴胡汤的应用情有独钟。

但在临床上应用时并非所有的证候都要具备，只要能见到其中的一部分，抓住典型的症状就可以加减应用，仲景说得很明白："伤寒中风，有柴胡证，但见一证便是，不必悉具。"我所接诊的患者，太阳病传经的不多，外邪直中的常见（病之初即现少阳证候），证候表现：寒热往来、口苦、不欲饮食、呕吐出现的频率较高，其次是胸胁苦满。其中的一个问题要搞清楚，什么是寒热往来？寒热往来通常是先恶寒后发热，或恶寒发热同时存在，时间大都在下午的 3 点到 5 点，每天如此。一般的感冒药难以解决。体温大都在38 ℃以下，成年人体质较强的可用原方，但剂量要稍大一点，柴胡20克，黄芩20克，半夏15克，人参12克（另煎），甘草6克，生姜3片，大枣3枚。基本上三剂药就能解决问题，如没有恶寒但有发热和口苦也照样可以用。

如体温达39 ℃以上可加生石膏30～50克，是仿效的伤寒大家刘渡舟老先生的柴胡白虎汤方；如兼有表证，时有汗出肢节烦痛可用小柴胡汤合桂枝汤即柴胡桂枝汤加减；如兼有湿邪，小柴胡证热久不解，身体痛重，舌苔白厚腻，可合用平胃散即柴平汤加减治疗；如体虚之人患少阳证几经失治误治，柴胡证仍在，且出现心烦，胃脘有撑胀感，呕吐不止，或大便干，此即少阳阳明合病，可加枳实行气去积，大黄降逆和胃，名曰大柴胡汤。

蒿芩清胆汤

（《重订通俗伤寒论》）

【组成】 青蒿钱半至二钱（9 g）　淡竹茹三钱（10 g）　仙半夏钱半（10 g）　赤茯苓三钱（30 g）　黄芩钱半至三钱（12 g）　生枳壳钱半（12 g）　陈广皮钱半（12 g）　碧玉散（滑石、甘草、青黛）包，三钱（9 g）

【用法】 水煎服。（括弧中用量为平时处方成人常用量。）

【功用】 清胆利湿，和胃化痰。

【主治】 寒热如疟，寒轻热重。口苦胸闷，吐酸苦水，或呕黄涎而黏，甚则干呕呃逆，胸胁胀疼，舌红苔白，间现杂色，脉弦而右滑左数。

【方解及心得】 本方和小柴胡汤的主治基本相同，均是病邪在少阳胆经而兼胃腑的症状，临床常见寒热如疟，寒轻热重，口苦胸闷，吐酸苦水，恶心欲吐但有时吐之不出，如吐出一些黄浊的苦水反而觉得舒畅一些。我所治疗的几例患者基本都可以见到上述表现，起初首选小柴胡汤加减，不效换用蒿芩清胆汤。蒿芩清胆汤以蒿、芩为主药。青蒿辛凉芳香，透邪外出；黄芩苦寒，具清热之功。碧玉散就是六一散加青黛。清半夏就是一种经过特殊炮制的半夏，加强开胃祛痰的作用，合竹茹相须为用，对伴有恶心欲吐或吐黄苦水者作用较好。舌红苔白腻或白黄相间，脉弦滑，提示有痰热或痰湿化热之象。

与小柴胡不同的是本方以祛邪为主，这个邪主要是痰热和痰湿困阻中脘，上下不得升降，是邪在少阳枢机不利所致，而小柴胡汤兼有扶助正气的党参、甘草、大枣，立意在和解。面对患者的个体差异和复杂的临床表现，选方用药往往有拿不准的时候，这也不是坏事，一个好的医生都必定要经历这么一个过程。

第二节　调和肝脾

脏腑之间的相乘、相侮、相生、相克关系把脏腑的生理功能和病理变化紧密地联系在了一起。在脏腑之间关系最密切的就是肝和脾，肝为藏血之脏，主疏泄，喜条达，肝从左而主升；脾胃为后天之本、气血生化之源，胃从右而主降，互相之间是承制关系。肝主一身之气机，性喜条达，恶抑郁，精神因素是重要的致病因素，当某种因素导致肝失疏泄，气机不畅时，就会伤及脾胃，从而形成肝胃不和、肝脾不和，久而久之就会形成肝郁脾虚的病理状态，所以在治疗上就要调和肝脾，调和肝胃或疏肝健脾。又肝主藏血，为女子的先天，与女子的月经有密切的联系，因此月经病的成因亦可以从肝脾不和的病理关系中寻找答案。

四逆散

(《伤寒论》)

【组成】 甘草炙（6 g）　　枳实破，水渍，炙干（12 g）　　柴胡（12 g）
芍药（12 g）

【用法】 四味各十分，捣筛，白饮和，服方寸匕，日三服。（现
代用法：作汤剂，水煎服。括弧中用量为平时处方成人常用量。）咳
者，加五味子、干姜各五分（6 g），并主下利。悸者，加桂枝五分（9
g）。小便不利者，加茯苓五分（30 g）。腹中痛者，加附子一枚（9 g），
炮令坼。泄利下重者，先以水五升，煮薤白三升（10 g），煮取三升，
去滓，以散三方寸匕，内汤中，煮取一升半，分温再服。

【功用】 透邪解郁，疏肝理脾。

【主治】 少阴病，四逆之证。或烦，或悸，或小便不利，或腹中
痛，或泄利下重。

【方解及心得】 四逆散中，柴胡疏达肝气；芍药与枳实相配合，
调和气血；甘草能缓急，肝苦急，急食甘以缓之，肝苦缓，急食酸以
收之。这里面有个问题，首先枳实的行气作用较为迅猛，既然是用散
剂治病，就说明病势较缓和，不是太急，那为什么不用香附、枳壳等
行气和缓的药来代替枳实？我认为这可能是仲景个人的用药习惯问题。

以方测证，方中的芍药应是白芍而不是赤芍，因为白芍有敛肝阴
的作用。从方剂来分析，四逆散证是肝气被郁，木不疏土，脾气虚，
脾主四肢，四肢禀气于脾，阳气不能宣达于四肢。主要的临床表现就
是手足不温、手足厥冷。至于咳逆、悸、小便不利、腹中痛、泄利后
重等都是或见症，在上面用法中有出现每个症状时须加的药，可供临
床参考。

我将四逆散改为汤剂，用来治疗善于生气之人，每当生气后出现

轻则长吁短叹，重则憋气，不欲睁眼，手足发凉，喜侧面向里卧者。这里的手足发凉只限于手足，并不像阴盛阳微的四逆汤证，四逆汤证的手足冷是手足厥冷，从手冷到肘部，从脚冷到膝部。常用量为：柴胡 12 克，枳实 10 克，白芍 15 克，甘草 6 克。如有兼证可参考方后的加减。再配以思想说服工作，3～5 剂药病就能痊愈。

后面的附方柴胡疏肝散疏肝行气，和血止痛，治疗胁肋疼痛，由四逆散加陈皮、香附、川芎等药组成，症状以疼痛为主。其实在临床上主要是治疗慢性胃炎、慢性肝炎、肝硬化所见的胃脘及两胁肋部胀满疼痛，以胀为主，疼痛次之，或治疗生气后出现的上述症状，均能获得较好的疗效。一般几服药就见效。如胁肋疼痛较甚者可加郁金、醋元胡等。基本方用量：柴胡 12 克，川芎 12 克，白芍 12 克，醋香附 20 克，陈皮 12 克，炒枳壳 12 克，郁金 12 克，醋元胡 20 克。但应注意的是本方只能暂用，不能久服，中病即止，久服柴胡有劫伤肝阴之弊，不得不防。

【附方】

柴胡疏肝散（《景岳全书》） 陈皮醋炒 柴胡各二钱（各 12 g） 川芎 香附 枳壳麸炒 芍药各一钱半（各 12 g） 甘草炙，五分（6 g）水一盅半，煎八分，食前服。功用：疏肝行气，和血止痛。主治：胁肋疼痛，寒热往来。

逍遥散

（《太平惠民和剂局方》）

【组成】 柴胡去苗（12 g） 当归去苗，剉，微炒（12 g） 白芍（12 g） 白术（15 g） 茯苓去皮，白者，各一两（15 g） 甘草微炙赤，五钱（6 g）

【用法】 上为粗末，每服二钱（6～9 g），水一大盏，烧生姜一块切破，薄荷少许，同煎至七分，去滓热服，不拘时候。亦有丸剂，每日二次，每次6~9 g。（现代用法：参照原方比例，酌定用量，作汤剂煎服。括弧中为散剂改为汤剂的成人用量。）

【功用】 疏肝解郁，健脾和营。

【主治】 肝郁血虚，而致两胁作痛，寒热往来，头痛目眩，心慌颊赤，口燥咽干，神疲食少，月经不调，乳房作胀，脐腹作痛，脉弦而虚者。

【方解及心得】 逍遥散顾名思义是治疗情志方面疾病的，大凡情志抑郁的人服了以后就会感到精神爽悦、逍遥自在。逍遥散从其药物组成来看大致分为三个方面：疏肝柔肝之柴胡、白芍、薄荷，养血和血之当归、白芍，健脾祛湿之茯苓、白术。因而具有从三个层面调节脏腑功能的特点，即疏肝解郁，养血和血，健脾。所治之证不外乎肝郁、脾虚、血虚，相互之间的病理影响可以互为因果，不论是由血虚导致的肝郁，还是由肝郁导致的血虚，或是由脾虚导致的肝郁，都有可能。这个方剂应用范围比较广，妇科、肝病科、脾胃病科都用。但应用该方要想获取最佳疗效要注意以下几个方面的问题。

1. 正确认识方解。在全国统编教材将当归称为第一君药，白芍称为第二君药。臣药就是白术和茯苓，健脾利水；白术和茯苓的用量比例不同，疗效略有侧重。茯苓不但利湿，还能补益心脾，所以两者的用量相平衡，侧重的是健脾气、助运化，以开启生血之源。血足则肝有所藏，肝血旺则肝气条达。佐药有三个，柴胡、生姜、薄荷，只有在肝血旺、肝有所藏的情况下用柴胡才能疏肝而不伤阴，从这一点来看，此病机应为血虚、脾虚在前，肝郁在后，也就是由血虚脾虚导致的肝郁。倘若如此，我们在治疗上完全可以另辟蹊径，从而选择更适合的方子如归脾汤、八珍汤、四物汤加减。

2. 正确地把握病机是方剂取得疗效的前提保证。肝主疏泄，主藏血，肝郁可以化火生热，进而消耗阴血，使肝失濡养。肝病时自然会影响脾，肝脾是相乘相制的关系，当肝气盛时就要乘其所胜，肝气容易犯脾，犯脾以后，脾的消化吸收运化功能减弱，不能"受气取汁"，气血的生成就少了。由此可以理解三者的关系。肝病了就气郁生火导致阴血暗耗；阴血虚就会生风、生火而致阴血更伤；血虚又导致肝郁，肝郁反过来又影响了藏血。由于脾虚之后不能运化水谷，不能化生气血，肝脏无血可藏，肝血不足，从而又导致了肝气不舒。所以从病理上的先后主次顺序来讲肝郁在前，血虚脾虚在后。

因此，沿着这个思路我认为逍遥散的主药应该是柴胡、白芍，而不应该是当归、白芍，一个重在气分，一个重在血分。所以我在日常的临床诊疗时先辨其为肝郁的证在先，其次才是血虚、脾虚的证，再结合其两胁作痛、头痛目眩、口燥咽干、月经不调、乳房发胀等肝气郁结、阴血亏虚证选择该方，为防止柴胡劫肝阴，当归、白芍的用量稍大一点亦可，还可加上牡丹皮、焦栀子，用牡丹皮凉血散血，用栀子清肝经郁热，但必须用焦栀子，否则会产生恶心感。对月经不调而确实属于肝郁血虚脾虚的见证，也都可以用。

在治疗肝炎时应该区别病情，有所侧重，逍遥散可作为基本方，根据兼证的不同要有所调整，如脾虚较重的有纳差、乏力等症可合用六君子汤加黄芪，如以黄疸为主要症状可联合茵陈蒿汤化裁。

痛泻要方（原名白术芍药散）

《景岳全书》引刘草窗方

【组成】 白术土炒，三两（30～40 g） 白芍炒，二两（24 g） 陈皮炒，一两半（15 g） 防风二两（10 g）

【用法】 或煎，或丸，或散皆可用。久泻者加炒升麻六钱（18 g）。（现代用法：作汤剂，水煎服。括弧中的用量为平时处方成人常用量。）

【功用】 补脾泻肝。

【主治】 肠鸣腹痛，大便泄泻，泻后仍腹痛，舌苔薄白，脉两关不调，弦而缓。

【方解及心得】 痛泻要方是临床上治疗肝木克脾土而引起痛泻的常用方，但从主治范围讲，泻了以后仍痛不止的可分为两种情况：其一是慢性腹泻多年不愈，突受寒凉导致腹泻加重；其二是痢疾之休息痢，即现代医学之慢性菌痢。我用该方治疗腹泻时，患者腹痛欲泻，泻后痛减，如大便夹有白色黏冻，且反复发作，舌质淡，舌苔白，舌面较为湿润，可视作脾胃虚寒，用该方加制附子 10～15 克，视情况逐渐加量，一般药证相符用 5～10 剂药即可见效，20～30 剂药部分患者可治愈。但要告知患者平日要避风寒，节房事，调情志，戒烟酒，这很重要！这是药物发挥疗效和维持最佳疗效的基础和前提条件。如粪便的性质是粪水，或者是频频的溏便、软的，甚至还夹有不消化的食物，且腹泻的时间多从五更时开始，这是脾肾两虚的表现。因为脾为后天之本，肾为先天之本，先天生后天，后天养先天，长期的肝郁脾虚导致脾胃阳气受损，不能养育肾中阳气，因而导致脾肾同病。可用痛泻要方合四神丸加减，如有头晕、小腹下坠感可加炒升麻 15 克。

我曾治一中学生，男性，17 岁，腹泻 3 年余，痛即欲泻，泻后痛减，每日 3～5 次不等，大便溏软夹有白冻，由于长期腹泻，消化吸收功能较差，形体偏瘦。于是按脾肾阳虚治疗，处方：土炒白术 40 克，炒白芍 30 克，炒陈皮 15 克，防风 10 克，补骨脂 30 克，煨肉豆蔻 30 克，制附子 15 克，生姜 15 克，吴茱萸 6 克，炙甘草 6 克。服药四十剂而愈。

痛泻要方配伍特点：此方是以白术为主药，以防风、芍药为臣，药且原方用量相同。陈皮主要是疏理肝脾之气兼有健胃的作用，若为久泻，还须加用升麻，能更好地健脾升（清）阳、止泄泻。配伍防风的用意有两点。一则古人有"春伤于风，夏生飧泄"理念，所以加防风。实践证明在治疗腹泻的诸药之中加一味祛风的药往往收效甚好。二则防风被誉为风中之润剂，既入膀胱经，又入脾经，它既是散风的药，也是"胜湿"的药，且不燥，没有伤阴之虑，不像其他散风的药，如羌活、独活之类，虽能散风胜湿，但味香气燥。所以选祛风药非防风莫属。

第三节　调和肠胃

调和肠胃剂适用于邪犯胃肠，升降失常，寒热错杂，所致心下痞满，脘腹胀痛，肠鸣下利等症，临床主要用方为半夏泻心汤类系列方剂。

半夏泻心汤

（《伤寒论》）

【组成】　半夏半升，洗（12 g）　　黄芩（12 g）　　干姜（10 g）　　人参（10 g）　　甘草炙，各三两（6 g）　　黄连一两（6～9 g）　　大枣十二枚，擘（4枚）

【用法】　上七味，以水一斗二升，煮取六升，去滓，再煎，取三升，温服一升，日三服。（现代用法：水煎取汁，分两次服。括弧中用量为平时处方成人常用量。）

【功用】　和胃降逆，开结除痞。

【主治】　胃气不和。心下痞满不痛，干呕或呕吐，肠鸣下利，舌苔薄黄而腻，脉弦数。

【方解及心得】 我真正看到半夏泻心汤的临床疗效的时间是在20世纪80年代初期跟随临沂市中医院孙玉朴名老中医实习的时候。孙老先生是早年山东中医学院研究生毕业，对伤寒、金匮方颇有研究，善用经方治病，临证时善抓重点，应用个别条文对号入座特别精准，半夏泻心汤就是其中一例。

该方主要是治疗心下痞，所谓心下是指剑突下胃脘这个部位，泻心实际就是泻心下（剑突下）胃脘的痞，"辛开苦降"就是从这里来的。辛开就是开痞塞，苦降就是降痞气，这里半夏起主要作用。仲景在《伤寒论》中指明，本方所治是柴胡汤证误下而成痞证。但临床所遇病人在追踪病史时大多未发现有此情况，偶有患者述说感冒风寒几日后，经一些发散药治疗后不知不觉就成这样子了，自觉胃脘部胀满不适，不仅胀，心中还有热感，食则益甚，肠鸣腹泻，有时泻下如水样。这是明显的上有热，热在胃中，下有寒，寒在肠中，因而形成寒热错杂的局面。根据中医的治疗原则：寒者热之，热者寒之，虚者补之，实者泻之。上有热就用寒药，下有寒就用热药，有邪就要泻，有虚就要补。所以在此用了苦寒的黄芩、黄连以泻热，用辛热的干姜以治寒。用人参、大枣、炙甘草以补虚。全方既寒热并用，辛开苦降，又用人参、甘草、大枣补脾胃、扶正气以祛邪。本方配伍巧妙，使得一些作用强烈的药变得缓和，古人之所以这么做，可能与中国传统文化的"中庸之道"有关。

曾治一肝病患者，女性，41岁，因为肝功异常收入院，纳差，乏力，恶心欲吐，胃脘痛胀满不适，肠鸣腹泻，舌质红，舌苔黄腻，脉弦细弱。脉证合参，辨证为上热下寒之寒热错杂证。处方：姜半夏15克，黄芩12克，黄连10克，干姜10克，党参30克（因人参贵一些），大枣3枚，炙甘草6克。仅用三剂药，水煎服，诸症悉除。其实退一步讲，临床选用半夏泻心汤也没这么复杂，但见一证便是即可。

《金匮要略》也有论述，"呕而肠鸣，心下痞，半夏泻心汤主之。"

有呕、肠鸣、心下痞即可，再退一步讲，只要有心下痞，心中热，即使没有呕、肠鸣腹泻亦可以选用，只不过干姜的用量要少一些，随证治之。

日常工作中也常遇到慢性肝炎合并慢性胃炎的患者，见症"心下痞"，碳呼气试验检测幽门螺旋杆菌阳性，应用半夏泻心汤也有效，仔细想来为何有效？现代药理研究发现，黄芩、黄连有抑制幽门螺旋杆菌的作用，这可能是此方发挥疗效的药理学基础。

此外，还常常会遇到一些病人，除了有半夏泻火汤证外还有"干呕，口中有臭味"表现，辨其证为水热互结证，此类患者往往素有痰饮，适逢外邪入里化热，致水热互结之心下痞，可用半夏泻心汤减干姜二两，加生姜四两名"生姜泻心汤"治疗。功用：和胃消痞，散结除水。在临床上生姜和干姜虽是同宗同源，但作用有区别，一个是胃药，一个是脾药，温胃用生姜，暖脾用干姜。这里二者并用，生姜的量大于干姜。用生姜一方面温胃，一方面散水。在这里主要是散水气，如果干姜加量，作用就变了。

如素体脾胃虚弱之人在半夏泻心汤证的基础上出现完谷不化、心下硬满、心烦不得卧等，可用半夏泻心汤加甘草一两共四两，名甘草泻心汤益气和胃，消痞止呕。总之，临证时要抓主要矛盾。

【附方】

（1）生姜泻心汤（《伤寒论》）　即半夏泻心汤减干姜二两，加生姜四两。功用：和胃消痞，散结除水。主治：水热互结。心下痞硬，干噫食臭，腹中雷鸣，下利等症。

（2）甘草泻心汤（《伤寒论》）　即半夏泻心汤加甘草一两共四两，一方无人参。功用：益气和胃，消痞止呕。主治：胃气虚弱，腹中雷鸣下利，水谷不化，心下痞硬而满，干呕，心烦不得安等症。

第四章　清热剂

凡以清热药为主组成，具有清气分热，清营凉血，清热解毒，清暑热，清脏腑热，滋阴退热的作用的方剂，统称清热剂。临床上选用清热剂的理论基础"热者寒之""温者清之""治热以寒"。凡是温热之邪都以寒凉、清凉之药为主来治疗。"有余折之""火郁发之"。有余之火、有余之热和邪热、实热可以用苦寒直折的办法，泻之以苦，清之以寒。但临床情况比较复杂，需要具体问题具体分析，有的发病较急，病程短，热势较重，一般属实证，这时就需要用寒凉的药直折火势。

如果热势较缓，病程较长，应用寒凉药见效不佳，即属于"寒之不寒，是无水也"，还须"壮水之主以制阳光"，这就是阴虚所致的发热，要采取滋阴的方法，因为热病后期耗伤阴津。这在传染病流行季节比较常见。每年的7~9月份为流行性乙型脑炎流行的季节，在此疾病的恢复期常常见到这种情况。另外，还有热病因夏月感受暑热而发，这时就需要用清热祛暑药。

在选方用药方面要分清层次，选准靶位。温病学家叶天士说："在卫汗之可也（卫就是表，用解表剂来治疗），到气才可清气，入营犹可透热转气……入血犹恐耗血、动血，直须凉血散血。"温热病到了营分与血分的见证转变较快，变证丛生，相杂而见。因此要随证选方，灵活化裁，方可提高治愈率。

至于服药的时间首先是寒凉不要太过，中医有"衰其大半而止"以免伤及中阳而产生寒中。其次是苦寒药使用太过就容易化燥伤阴，使热不清反而更甚。至于虚热就更不是苦寒药所能够治疗的。热病以后一定要注意避免"食复"和"劳复"。由于吃东西不注意，或过早的从事体力劳动会易使病复发。正如《伤寒论·辨差后劳复食复阴阳易病脉证并治》中所讲"脾胃之气尚弱"，此时吃东西要注意清淡饮食，尤其特别注意肉食和油腻的东西暂不要吃，病后一定要有一个循序渐进的恢复过程。下面主要介绍一下我曾经用过的几个方子，没有用过的体会不深，也就不敢妄言了。

第一节　清气分热

中医辨识热病的方法有多种，有六经辨证、三焦辨证、卫气营血辨证。热邪侵袭人体有两个重要的途径，一个是从口鼻而入，首先犯肺，继而出现气分症状，邪不在表，也未逆传心包；一个是由皮毛而入，卫之后，方言气，卫分证罢出现了气分的症状，但还未出现营分及血分证候。

从六经辨证来看，外邪传经到了阳明气分，出现"经证和腑证"，其特点是单发热而不恶寒，里热盛则逼津外泄而致汗出，汗出过多必然消耗津液，还会出现口渴、心烦症状，所以气分热都具有热、汗、渴、烦的特点。但也会出现没有汗的，用手触摸一下皮肤只是"干热"，因此要清除热邪还须让汗孔开泄，通过出汗来透邪，清中兼透。因为有津伤，所以在处方时要加一些甘寒生津的药。

白虎汤

（《伤寒论》）

【组成】 石膏一斤，碎（60～90 g）　　知母六两（10～20 g）　　甘草二两，炙（6 g）　　粳米六合（30 g）

【用法】 上四味，以水一斗，煮米熟汤成，去滓，温服一升，日三服。（现代用法：水煎至米熟汤成，去滓温服。括弧中的用量乃我平时处方成人常用量。）

【功用】 清热生津。

【主治】 阳明气分热盛。壮热面赤，烦渴引饮，汗出恶热，脉洪大有力，或滑数。

【方解及心得】 学方剂时在清热剂里面开篇就是白虎汤，给人印象最深的就是白虎汤有四大临床特征：大热、大汗出、大渴、脉洪大。但真正满足这四大证的病，我所了解的大概有"大叶性肺炎""传染性单核细胞增多症""EB（艾巴氏）病毒或巨细胞病毒感染"，还有其他的几种病毒感染。除此之外，多数病人虽呈现高热，体温通常在 40 ℃以上，有口渴，有脉洪大，如果不用解热镇痛药，体温很难降下来，即使降下来也维持不了多久而复升，但大汗的情况不多见，以手触之皮肤是干热的。所以用白虎汤不能单纯地看这四个特征，张仲景也没讲这四大证必须都具备才能应用白虎汤。我认为一句话"但见大热一证便是"。当然了中医讲究四诊合参，还要看舌苔，舌苔的津液伤到什么程度？要看脉象是否洪大有力？渴是渴而欲饮还是不欲饮？如果饮的话，能够饮多少？这些对于判断和衡量津液受伤的程度很有帮助。

我早年就拜读过中西医结合大家张锡纯的《医学衷中参西录》，其善用石膏治疗热性病，最著名的方子是阿司匹林石膏汤。据说在张先生的河北老家的宅院里，房前屋后到处是堆积的石膏末子，由此可见张先生用石膏的量非同一般。因为白虎汤以治疗气分之大热为擅长，所以石膏用量要大，按照汉代剂量折算为现在的量是 220 g，知母的用量是 82 g。石膏的特点辛甘大寒，它主要入阳明经，兼入肺经，可以解肌，清而兼透。清热的同时还有生津的作用，但生津作用弱一点，这也是本方配上知母的原因。此外热邪内盛还要考虑胃气胃阴是否受损的问题，用粳米是取水谷之精以生胃津、养胃气，所以用甘草和粳米养胃气、补胃阴，同时甘草和石膏也能更好地甘寒生津。

曾治一男性患者，43 岁，发热即大热（39 ℃以上）半月余，解热的西药片及地塞米松注射液均反复用过，热度虽降但降而不著或降而复升。头痛、纳差、乏力、口渴但不欲饮。入院诊断"传染性单核细胞增多症"。无奈之举请中医会诊。其舌红，苔白厚微黄腻，脉洪大似无力。诸症合参，辨证属气分热盛兼有中焦有湿，湿处热中。应用白虎汤化裁：生石膏 80 克，知母 20 克，炙甘草 6 克，粳米 15 克，陈皮 12 克，白蔻仁 6 克，薏苡仁 30 克，厚朴 10 克。共三剂，水煎服。

当日的下午两点喝了一剂药，至晚间 9 点身体微微有汗，体温由 39.5 ℃降到 38.2 ℃，身体无不适。夜间 12 点以后体温又升至 38.5 ℃。第二日嘱其再服一剂，至晚间身体微微汗出，从未间断，体温降至 37.2 ℃。头痛减轻，能饮水且有食欲，提示邪气渐退、正气渐复。

第三日服第三剂，体温恢复正常，查体脉静身凉，舌苔渐退。考虑该患者热程较久且持续高热，恐其热久耗气、热久伤阴，遂在原方基础上去厚朴、白蔻仁，加人参 10 克、麦冬 30 克，并减石膏至 50 克，予三剂出院带药调理善后。

这就是一个比较成功的白虎汤应用的案例，虽然过去了这么多年，但仍然记忆深刻，在这里写出来供大家参考。

【附方】

（1）白虎加人参汤（《伤寒论》）　即白虎汤加人参三两（10 g）。功用：清热，益气，生津。主治：白虎汤证。但汗多而脉大少力，具

有津气皆伤之证；以及暑病见有津气两伤，证见汗出背微恶寒，身热
而渴等症。

竹叶石膏汤

（《伤寒论》）

【组成】　竹叶二把（10 g）　　石膏一斤（30 g）　　半夏半升，洗（15 g）
麦门冬一升，去心（30 g）　　人参三两（10 g）　　甘草二两（6 g），炙　粳
米半升（30 g）

【用法】　上六味，以水一斗，煮取六升，去滓，内粳米，煮米熟，
汤成去米，温服一升，日三服。（括弧中用量为平时处方成人常用量。）

【功用】　清热生津，益气和胃。

【主治】　伤寒、温热、暑病之后，余热未清，气津两伤。身热多
汗，心胸烦闷，气逆欲呕，口干喜饮，或虚烦不寐，脉虚数，舌红
苔少。

【方解及心得】　竹叶石膏汤就是白虎汤去掉知母加人参、麦冬、
半夏、竹叶而成。简单的方歌："白虎没有母，竹人半麦冬。"主要适
用于白虎汤证经过有效治疗，病邪十去八九，余热未清，但正气已伤，
阴伤、气伤比较重，体温波动在 37.3 ℃～37.8 ℃，还有乏力、纳差、
气逆欲呕。心烦口渴较甚，是津伤气耗表现，临床多见口渴和心烦并
重。烦是因为阴虚津伤，阴虚生内热，热扰心神。呕不仅是阴伤，还
有气虚，胃气虚则致胃气浮越不能下降而上逆。通常胃气以降为顺，
欲呕就是胃气逆。舌质以红为主，多数可见到少苔，个别无苔。这都
说明胃气胃阴均受了伤。所以临床观察病情的动态变化是很重要的，
如果是住院的患者观察起来就很方便。证变了，方也得变。从这一点
来讲，也可以把竹叶石膏汤证看作是白虎汤证的延伸和善后治疗。

　　在竹叶石膏汤的药物组成里面，热病后伤气加人参好理解，但把

知母换成麦冬往往不太好理解，但仔细琢磨就会发现仲景用药比较细腻。知母和麦冬同样是养阴，同样是入肺、胃、肾经的药，而知母偏于苦寒，苦寒容易伤阳，但麦冬是以甘味为主，苦味微弱，更直接作用于阳明胃经，对养胃阴效果更好。

用麦冬另一层的意义是，因热病后气阴两伤，胃气上逆而见欲呕或呕吐，故用了降逆气止呕吐的半夏来和胃降逆止呕，但为了牵制半夏的温燥之性，特意将麦冬的剂量加大，麦冬与半夏之比是 2:1，在很大程度上抵消了半夏的伤阴之虑。用竹叶清心除烦，来透泄胸中邪热。

第二节　清热解毒

清热解毒所解的是火热之毒。火热之毒是哪儿来的？主要有以下途径：一是外邪入里之热，主要见于时令病、季节性传染病所产生的"瘟毒"，比如流行性乙型脑炎，流行性腮腺炎，发热伴血小板减少综合征，肾综合征出血热，衣原体、支原体肺炎等；其次是自身火热之毒内生，如身体内发生于某些基础疾病的痈，如肺痈、肝痈、肠痈等，是实热壅盛积聚在局部所致。

对于这样一类疾病在治疗方法上，主要采取清热泻火解毒的办法，但火热的程度、热毒壅积的部位不同，解毒的方法和选方用药也有所不同。如外来之热毒就要采取透表、发散的办法，即所谓"火郁发之"之意。内生热毒就要采取泻下、清热凉血、清营凉血等法。由于热毒凝集在局部，势必影响气血的运行，故《医宗金鉴》说"痈疽原是火毒生，经络阻塞气血凝"。所以在处方中还要多配伍一些活血凉血祛瘀之品，以疏通经络，活血散结，这样能促进热毒的快速消散。

普济消毒饮

(《东垣试效方》)

【组成】 黄芩酒炒　黄连酒炒，各五钱（各10 g）　陈皮去白　甘草生用　玄参　柴胡　桔梗各二钱（各12 g）　连翘（12 g）　板蓝根（30 g）　马勃（12 g）　牛蒡子（30 g）　薄荷各一钱（6 g）　僵蚕　升麻各七分（各6 g）

【用法】 上方为末，汤调，时时服之，或蜜拌为丸，嚼化。亦有加大黄治便秘者，或酒浸，或煨用。（现代用法：按原方比例酌减，水煎服。括弧内用量为平时处方成人常用量。）

【功用】 疏风散邪，清热解毒。

【主治】 大头瘟。风热疫毒之邪，壅于上焦，发于头面，恶寒发热，头面红肿掀痛，目不能开，咽喉不利，舌燥口渴，舌红苔黄，脉数有力。

【方解及心得】 普济消毒饮的主治病是"大头瘟"，单从字面上理解应该属于一种传染病，我从事传染病防治已经10多年了，还没有遇到类似的病，所见十余种常见或新发传染病还没有一种传染病能与之对号入座。既然是一种传染病就应该在当时的历史背景下属于流行性的群体性发病，而不是单发、散发或偶发的，到底李东垣遇到了怎样的"大头瘟"情景，不得而知，至今未发现有价值的线索。

就在2016年春天3月底4月初，转来一位患者，女，19岁，发热7天，追问病史：起因是"感冒"后应用了某种抗生素，出现发热，体温达39 ℃以上，头面红肿掀痛，目不能开，咽喉不利，舌燥口渴，舌红苔黄而燥，脉数有力。查体：咽部红肿，扁桃腺1度肿大，全身粟粒样皮疹，疹间皮肤潮红，口腔颊黏膜未见柯氏斑；双肺呼吸音粗，未闻及干湿性啰音；腹部查体未见异常。化验结果可排除风疹、麻疹及其他常见传染病的诊断。

入院后给予对症支持疗法，为缓解中毒症状给予地塞米松 5 mg/日入壶滴注（之前当地医院用过氢化可的松无效）。连用 4 天，高热略有下降，或退而复升，头面"大如斗"，目不能开缝，遂建议中药治疗。予普济消毒饮加减：黄连 10 克，黄芩 12 克，桔梗 12 克，板蓝根 30 克，薄荷 6 克，连翘 12 克，玄参 30 克，马勃 15 克，升麻 5 克，柴胡 5 克，僵蚕 12 克，牛蒡子 30 克，陈皮 12 克，大黄 6 克，大枣 3 枚，甘草 6 克，丹皮 12 克。三剂，水煎服，每日一剂。三剂毕，体温已退到 37.8 ℃，未再有明显波动，头面红肿开始消退，目能开视，皮疹已开始变暗，部分已开始消退。考虑到热久伤阴，热久耗气，予竹叶石膏汤：石膏 30 克，竹叶 6 克，半夏 12 克，麦冬 30 克，党参 30 克，陈皮 12 克。水煎服，调理善后。五剂服毕，热退身凉，皮疹消退，患者恢复了本来面目。并将地塞米松逐渐减量后出院。

本病例为何选择普济消毒饮，这是由该方药物的组成和配伍所决定的，方中芩、连作君药，清上焦肺胃的火热，火热集中在皮肤、头面部，用芩连直折火势。牛蒡子、薄荷、连翘、马勃、僵蚕、板蓝根散结解毒利咽，共为臣药，作用靶点很明确，全在咽喉，因为咽喉是肺胃出入的门户，其中牛蒡子、薄荷、连翘为辛凉宣透之品，牛蒡子可解毒去痰，薄荷利咽的同时还可以消肿，连翘解毒的同时还可以散结，并在清热泻火的同时，有"火郁发之"之意，以防止热毒聚集不散。橘红、元参、甘草清热泻火解毒兼有滋阴利咽，为佐药。另有柴胡升少阳之气，用升麻升阳明之阳，在此少量的应用 3～6 克能向上托邪散邪，更有利于解毒。这里的柴胡要用柴胡苗，其升散作用更强一些。如兼有大便秘结通常用大黄通腑泄热，这样有清、有散、有泄，三管齐下，热毒易清。

凉膈散

(《太平惠民和剂局方》)

【组成】 川大黄　朴硝　甘草各二十两（各600 g）　山栀子仁　薄荷叶去梗　黄芩各十两（各300 g）　连翘二斤半（125 g）

【用法】 上药为粗末，每服二钱，水一盏，入竹叶七片，蜜少许，煎至七分，去滓，食后温服；小儿可服半钱，更随岁数加减服之，得利下住服。（现代用法：上药共为粗末，每服6～12 g，加竹叶3 g，蜜少许，水煎服，亦可作汤剂煎服。括弧中用量为平时处方成人汤剂用量。）

【功用】 泻火通便，清上泄下。

【主治】 上中二焦邪郁生热，胸膈热聚。证见身热口渴，面赤唇焦，胸膈烦热，口舌生疮，或咽痛吐衄，便秘溲赤，或大便不畅，舌红苔黄，脉滑数。

【方解及心得】 从凉膈散的药物组成来看，不难发现其包含一个调胃承气汤，可通腑泄热，起到一个釜底抽薪、引热下行的作用，栀子清中焦热，黄芩清上焦热，薄荷、连翘清上焦热，辛凉宣泄，取"火郁发之"之意。

曾治一郭姓女士，来诊时自述：口舌生疮，心中烦热，严重时好像架在火上烤一样，想吃一些凉如冰糕或冷饮的东西，两鼻孔出气时有热感，大便干而不结。患者舌质红，苔黄厚欠润，脉弦滑有力。辨证分析认为，热邪主要聚集在中上二焦，取凉膈散做汤，泻火通便，清上泄下。处方：大黄15克，芒硝10克，黄芩15克，山栀子12克，连翘12克，薄荷6克，竹叶5克。每剂熬2次，共取五剂，煎取汤液后放一勺蜂蜜拌匀服下。服后诸症基本消失。

清瘟败毒饮

(《疫疹一得》)

【组成】　生石膏大剂六两至八两（180～240 g），中剂二两至四两（60～120 g），小剂八钱至一两二钱（24～36 g）　小生地大剂六钱至一两（18～30 g），中剂三钱至五钱（9～15 g），小剂二钱至四钱（6～12 g）　乌犀角大剂六钱至八钱（18～24 g），中剂三钱至五钱（9～15 g），小剂二钱至四钱（6～12 g）　黄连大剂四钱至六钱（12～18 g），中剂二钱至四钱（6～12 g），小剂一钱至一钱半（3～4.5 g）　栀子（10～12 g）　桔梗（12 g）　黄芩（15 g）　知母（10 g）　赤芍（10 g）　玄参（12～15 g）　连翘（12 g）　甘草（6 g）　丹皮（12 g）鲜竹叶（6～9 g）（以上十味，原书无用量）

【用法】　先煎石膏数十沸，后下诸药。犀角磨汁和服。（括弧中用量为平时处方成人常用量。）

【功用】　清热解毒，凉血泻火。

【主治】　瘟疫热毒，充斥内外，气血两燔。大热渴饮，头痛如劈，干呕狂躁，谵语神昏，视物昏瞀，或发斑疹，或吐血、衄血，四肢或抽搐，或厥逆，脉沉数，或沉细而数，或浮大而数，舌绛唇焦。

【方解及心得】　清瘟败毒饮是气血两清的方剂，用于治疗疫病（传染病）之气血两燔证。从本方药物组成来看，就会发现有三个方剂的影子，是由三个方剂合成进行化裁而成，既有黄连解毒汤也有犀角地黄汤，还有白虎汤。本方将三个方剂合起来加减一些药物而组成，可以看得出来，有既能清气转气又能清营凉血的赤芍、犀角、丹皮；有清肺宣透的石膏、桔梗、黄芩、连翘；又有清中焦胃经火毒的黄连、栀子；且本方在祛邪的同时没有忘了扶正，热毒炽盛，唯恐阴液耗伤，所以又加了滋阴生津的生地、知母、玄参。

此外，方中几种主要的药根据病情的轻重和气分证、血分证的程度又列出了大剂量、中剂量、小剂量三种不同的剂量。即犀角、黄连、生地、石膏这四个药有三种分量供临床参考。脉浮大而数，说明邪尚浅，用量就轻一些；沉数就说明邪气已经入里，就要加重用量；沉细而数就说明邪气已转入营血，耗血动血，欲起死回生非重剂不能施救。

温热病的变化非常快，来势凶猛，气分证候未罢，营血的症状又出现，传变迅速，气分之热与血分之热同时并见，往往两个证混杂在一起出现。大热渴饮而头痛如劈，就是阳明经证白虎汤证；或发斑疹，或吐血、衄血，或四肢抽搐就是营血分证。治疗的方法是透和散。入营犹可透热转气，入血直须凉血散血。透热转气的药物主要是石膏，石膏用量非常大，六两到八两。因胃为多气多血之腑，气血水谷之海，又称十二经之海，胃的经络贯膈络肺，石膏通过清胃并辅以桔梗、连翘，达到开启肺气、透热转气的目的。

本方证还有四肢厥逆的见证，手冷至肘、足冷至膝。里面越热，手足越冷，这就是通常所说的真热假寒。在小儿手足口重症、麻疹肺炎、发热伴血小板减少综合征均能见到。预示病情危重，即所谓"热深厥深"，为阳气郁伏不得出所致。处理这些情况在目前的医疗环境下，为了规避医疗风险常常采用中西医结合的方法，一方面用人血丙种球蛋白中和病毒，缓解中毒症状；一方面予本方水煎服或免煎颗粒冲服。因犀牛为国家一级保护动物，可用羚羊角粉代替犀牛角，清热解毒、泻火退热。在单纯西药不能达到预期疗效的情况下，往往能收到很好的效果。

后面有两个附方。一个是化斑汤，白虎汤加了两个药，犀角和元参，都是清热解毒药，入血分药，所以化斑汤是小剂的气血两清方。另一个是神犀丹，是治疗湿温或带有秽浊之气的一种温毒、一种流行性的瘟疫。此方的用药特点是用了菖蒲、豆豉。菖蒲辟秽开窍，银花、连翘、豆豉宣泄内热，清在里之邪，可择机选择。

【附方】

（1）神犀丹（《温热经纬》引叶天士方） 乌犀角尖磨汁 石菖蒲 黄芩各六两（各180 g） 怀生地绞汁 银花各一斤（各500 g） 金汁 连翘各十两（各300 g） 板蓝根九两（270 g） 香豉八两（240 g） 元参 七两（210 g） 花粉紫草各四两（120 g） 各生晒研细。以犀角、地黄汁、金汁和捣为丸，每丸重一钱（3 g），凉开水化服，日二次。小儿减半。功用：清热开窍，凉血解毒。主治：温热暑疫，邪入营血，热深毒重，耗液伤阴。症见高热昏谵，斑疹色紫，口咽糜烂，目赤烦躁，舌紫绛等。

（2）化斑汤（《温病条辨》） 石膏一两（30 g） 知母四钱（12 g） 生甘草三钱（10 g） 玄参三钱（10 g） 犀角二钱，磨冲（2~6 g） 白粳米一合（9 g） 水八杯，煮取三杯，日三服。滓再煮一盅，夜一服。功用：清气凉血。主治：气血均热。症见发热，或身热夜甚，外透斑疹，色赤，口渴或不渴，脉数等。

第三节　清脏腑热

　　脏腑有热就是因脏腑之间的功能失去正常统一协调的步调，特别是阴阳之间的平衡被打破所致。阳热有余者居多，但也有个别脏腑是因阴液不足而致"阴虚生内热"的。清脏腑热类方剂是根据热所在的脏腑的不同而制定的，针对性比较强，如龙胆泻肝汤清肝热，清胃散清胃热，导赤散清小肠热，泻白散清肺热等。但个别方剂也兼治其他病邪，如芍药汤清肠道湿热。由于本类方剂多味苦，性寒凉，所以使用本类方剂应注意病去即停药，防止伤阳气，耗阴气，矫枉过正。特别是用于小儿，以免造成脏腑功能伤害。下面分别介绍：

导赤散

（《小儿药证直诀》）

【组成】 生地黄　木通　生甘草梢，各等分（各10 g）

【用法】 上药为末，每服三钱（10 g），水一盏，入竹叶（10 g）同煎至五分，食后温服。（现代用法：作汤剂，水煎服，括弧内的用量为我平时处方成人常用量。）

【功用】 清心养阴，利水通淋。

【主治】 心经热盛。心胸烦热，口渴面赤，渴欲饮冷，以及口舌生疮，或心热移于小肠，而见小溲赤涩刺痛。

【方解及心得】 导赤散是简单的四味药：竹，甘，通，地。主治心胸烦热，口渴饮冷，小便色深而热，或者尿不通利，或尿而涩痛，甚至口舌生疮。辨证属心火下移小肠。因为心与小肠相表里，从五行来说均属火，心火亢盛必然影响小肠受盛化物、泌别清浊的功能。所谓清就是小肠将消化、吸收的水谷精微注入营血之中；所谓浊就是将消化吸收后的糟粕变为大小便排出体外。

临床一见到有口舌生疮、心烦失眠、尿频尿急、尿路灼热感者就用本方治疗多能取效。本方的功效主要是导热下行的，所以说叫导赤散。它的主因就是心或小肠有火。临床上尿频尿急是辨证的要点。曾治一女性幼儿，一岁半，尿频急，每隔几分钟就解一次小便，哭闹不安，在当地市级人民医院就诊用药不效，家人甚为着急，打电话问诊于我。由于路途遥远，无法四诊合参，遂根据其家人述说的症状辨为心火下移小肠，处方：竹叶5克，通草3克，生地6克，甘草3克。恐木通对幼儿造成肾损害，所以将木通改为通草，虽药力稍逊，但药用三剂诸症皆除。

龙胆泻肝汤

（《医方集解》）

【组成】　龙胆草酒炒（12 g）　黄芩炒（12 g）　栀子酒炒（9 g）泽泻（15 g）　木通（9 g）　车前子（30 g）　当归酒洗（10 g）　生地黄酒炒（15 g）　柴胡（6 g）　生甘草（6 g）

【用法】　原书无用法与用量。临床一般水煎服，根据病情轻重决定用药剂量，本方所附用量是本人平时处方成人常用量。也可制成丸剂，每服6~9 g，日二次，温开水送下。

【功用】　泻肝胆实火，清下焦湿热。

【主治】　肝胆实火上扰。症见头痛目赤，胁痛口苦，耳聋、耳肿；或湿热下注，阴肿阴痒，筋痿阴汗，小便淋浊，妇女湿热带下等。

【方解及心得】　记得在前些年报道上说，青岛地区数十名患者服用龙胆泻肝丸后，部分患者患上了肾功能衰竭，一时间在媒体上吵得沸沸扬扬。后经查明是因为龙胆泻肝丸中含有关木通，为马兜铃科植物，含有马兜铃酸，长期服用会导致肾毒性。因此，国家药品监督管理局在2003年4月1日向全国发出通知，不能将关木通继续作为药物使用。据有关调查，现在市场上流通的木通大多为川木通，为毛莨科植物小木通，功效与关木通相似。

方中除了木通以外，还有生地和甘草，取导赤散之意以泻心火，为什么要泻心火呢？因为肝和心的关系是母与子的关系，但凡清泻实火，中医有"母实泻其子"的方法。母能令子实，所以在有实的时候，不仅要"泻母"，还要同时"泻子"，这样从疗效上来讲能起到事半功倍的效果。本方主治属肝经实火，是相火旺，所以方中以大苦大寒的药为主，直折火势！其中有龙胆草、木通、黄芩、栀子。有些患者反映，龙胆草和木通比黄连还要苦，难以下咽，可见肝经的实火是亟待解决的主要矛盾，并且由于肝火的亢盛，湿也往往易于化热。其次组方还要考虑肝的特点。肝本身要藏血，体阴用阳，只有阴血充足，肝气才能条达，才能顺畅，而不至于亢奋。所以在用了苦寒之品泻火的同时，还要用一些补阴的药物，使得泻火的同时而无损肝阴，同时也是因为苦寒久服能化燥伤阴。方中用柴胡的特性也是如此。肝实既然要疏泄，又要条达，如果采取硬压的办法，反而会反弹得厉害，欲速则不达。由于火旺则阴虚，同时火盛又易于灼伤阴液，所以用了当归和生地以养血和养阴，防患于未然。

以上是对方剂的用药配伍的认识。那火旺的原因是什么呢？火可以由情志产生，也可以由饮食产生。善嗜辛辣之物和饮酒都可引起火旺。酒乃水湿之物，在肝火的炙烤下，容易产生湿热，易演变成湿热下注。

由于火性炎上，肝的经脉起于头面部，肝胆相表里，胆的经络亦循行于头的两侧，又"肝脉络阴器"，所以肝经的实火和湿热多表现在头面部和身体下部。上面可以见到头痛、目赤、胸痛、口苦、耳聋、耳肿；下部可见阴肿、阴痒、筋痿、阴汗、小便淋浊不利、湿热带下。这些症状临床多见于下列疾病：1. 高血压病；2. 中耳炎；3. 妇科的带下病；4. 阴湿病；5. 缠腰火丹（现代医学称带状疱疹，是一种病毒感染），辨证均属于肝胆实火上炎。

高血压病主要表现为烦躁易怒、失眠、头痛头胀、目赤者，在清降肝火的同时血压也会得到很好的控制。中耳炎出现耳鸣耳聋的用之必效。妇科病湿热带下我一般不用龙胆泻肝汤，而是用易黄汤。我曾应用此方随证加减治疗缠腰火丹一例和阴湿病一例，分别介绍如下：

医案一：某女，53 岁，右侧胁肋部及同侧腰部起疱疹，疱疹大小不均，直径约 0.3~0.5 cm 不等，疱液混浊，波及面积 3×5 cm、5×7 cm 大小。基底部呈红色，局部灼热刺痛，烦躁难眠，影响饮食，舌苔略黄腻，脉弦有力，小便短赤，大便略干。证属疱毒化火，蕴生湿热，浸入肝胆经络，发为缠腰火丹。治以清利肝胆湿热，泻火解毒。龙胆泻肝汤加减：龙胆草10克，泽泻30克，车前子30克（布包），川木通10克，栀子10克，淡豆豉10克，柴胡9克，生地黄12克，当归尾10克，蒲公英30克，白芍30克，连翘15克，黄芩12克，竹叶6克，忍冬藤30克。五剂，水煎服。

二诊时疼痛大减，夜间已能入眠，纳食亦改善，大便已通畅，疱液减少，疱疹已干瘪，基底红色变暗。于是川木通改为6克，黄芩改为10克。再服五剂而痊愈。

医案二：某男，43岁，嗜酒，善饮茶，自述阴囊潮湿1年余，甚则内衣浸湿如洗，甚是痛苦，每当饮酒时加甚，舌红，苔白微黄腻，脉细软无力。考虑饮酒饮茶容易酿生湿热，又肝之经脉循绕阴器，且当时确实找不到更有把握的治法，只能从肝论治。处方：龙胆草10克，泽泻30克，车前子30克（布包），黄柏10克，竹叶6克，茯苓30克，薏苡仁40克，川木通6克，栀子10克，淡豆豉10克，柴胡9克，当归尾10克，制苍术15克，通草6克，甘草6克。每日一剂，水煎服。并嘱其戒酒戒茶，服药十剂而愈。

左金丸

（《丹溪心法》）

【组成】 黄连六两（18 g）　　吴茱萸一两（3 g）

【用法】 上药为末，水丸或蒸饼为丸，白汤下五十丸。（现代用法：为末，水泛为丸，每服2~3 g，开水吞服。临床我常作汤剂来用，括弧中用量为成人常用处方量。）

【功用】 清肝泻火，降逆止呕。

【主治】 肝火犯胃。症见胁肋胀痛，嘈杂吞酸，呕吐口苦，脘痞嗳气，舌红苔黄，脉弦数。

【方解及心得】"左金丸连茱六一丸",很好记忆。本方治疗由肝火犯胃引起的热性胃痛,其疼痛特点,是胃脘灼痛势急,烦躁易怒,口干,呕苦吞酸等。现代医学的"慢性胃炎,胃溃疡,十二指肠球部溃疡"常常表现出这些症状。根据这些临床特点古代的医家专门设立了这么个方剂。从方中的黄连和吴茱萸的用量为六比一来看,古人的用意就很明确,主要以清热清火为主,清心火,清肝火,清肺热。肝和心的关系是母子关系,泻其子意味着清其母,但黄连是苦寒之品,火气盛须防止服药格拒,故用吴茱萸反佐。吴茱萸能入阳明经,亦入肝经,能下气降逆止呕,温胃暖肝,所以用它既佐制了黄连的苦寒之性,更能很好地舒肝、降逆,同时还有防止格药不纳的作用。

当然在临床上遇到的病人往往病情复杂,症状较多,单用这两味药恐势单力孤,常常需要加味。如兼有胃脘胁肋胀感,可加佛手、香橼各20克,绿萼梅12克,理气而不伤阴,古人用药有"忌刚用柔"之说。如疼痛较重可加醋元胡20克,制川楝子6克,川楝子有小毒,只能暂用不能久服,否则就会引起肝功能异常。如兼有湿热痢疾,里急后重,则减掉吴茱萸单用黄连,可治疗痢疾、热痢、赤白痢,效果虽好,但易产生呕吐、呃逆的情况。这也证明了中医所讲的苦寒伤胃理论的正确性,更有意思的是通过这一点,发现其配伍木香不仅后重自除,呕吐呃逆现象也会消失,这才有了后世的香连丸。

服方药有效后还要注意戒烟酒,息躁怒,忌辛辣。

清胃散

（《兰室秘藏》）

【组成】 生地黄（20 g）　 当归身各三分（12 g）　 牡丹皮半钱（10 g）　 黄连（12 g）六分,夏月倍之,大抵黄连临时增减无定（3~5 g）　 升麻一钱（6 g）

【**用法**】 上药为末，都作一服，水一盏半，煎至七分，去滓，放冷服之。（现代用法：作汤剂，水煎服。括弧中用量为成人常用处方量。）

【**功用**】 清胃凉血。

【**主治**】 胃有积热。牙痛牵引头脑，面颊发热，牙齿恶热喜冷，或牙龈溃烂，或牙宣出血，或唇舌颊腮肿痛，或口气热臭，口舌干燥，舌红苔黄，脉滑大而数。

【**方解及心得**】 首先根据平时的临床需要，我把散剂改成汤剂，并自拟了用药剂量。本方主治胃有积热的牙痛，表现为牙痛喜凉，或齿龈红肿溃烂，头脑及面部发热，牙宣出血，口气热臭，或唇舌颊腮肿痛，口干舌燥，苔黄或兼舌红，脉数有力等症。黄连9～12克，生地黄15～30克，牡丹皮10克，升麻6克，当归12克，水煎服。（原方为散剂，用量太轻，参考原方改为汤剂用量，这是我平时用药的剂量。）

以黄连清胃泄热燥湿为主药。牡丹皮清热凉血活血，助黄连加强清热作用为臣药。生地黄凉血益阴，当归养血以防过燥伤阴，以升麻辛凉引药上至病所，并有"火郁发之"之意，为使药。可以看出，"火郁发之"都是在清的前提下进行的，而不是单纯的火郁于里就要用发的办法，否则就会有"抱薪救火"之嫌。这是我对这个方剂的理解和体会。对于咽喉、牙齿、唇口、颊腮的肿痛、溃烂，因为火性炎上，治疗上就要"引而越之"。

从方剂的组成来看，究竟为什么用黄连而不用石膏，我认为应该从三个方面来理解：1. 医生的用药习惯。在古代的医案当中，清胃火或清心火用黄连，清肺热用石膏或黄芩而不用黄连。真知来源于实践，并为实践所证明。2. 原方中黄连是六分，用量仅仅大于牡丹皮一点，但最后几句话中特别强调夏月加倍，或临时增减，没有定量。如果热盛药轻，黄连可以加量。3. 原方中并没有说不能用石膏，可以合用，可能会事半功倍。《医方集解》记载，本方加生石膏（先煎）30克，其清胃热之力更大，如大便干结者，亦可加生大黄3～6克导热下行，其效更佳。

我曾用此方治疗一女性患者，48岁，冬日就诊。牙龈肿痛5日，牙痛牵引头痛，面颊发热，牙齿恶热喜冷，自述口中含口凉水才舒服。齿缝溢出脓液，齿龈鲜红，口舌生疮，口中臭秽难闻，心中热甚如烤，大便干结，舌红苔白黄厚腻，脉滑数。辨证属胃热炽盛，邪热上炎于口，致齿龈肿痛，下潜于肠煎熬津液，致大便秘结。治法应清胃泻火，佐通腑清肠。处方：黄连12克，牡丹皮10克，当归12克，生地20克，石膏30克，大黄10克，金银花20克，连翘10克。服药一剂痛减便通，三剂明显见效，五剂而愈。

玉女煎

（《景岳全书》）

【组成】 石膏三至五钱（15~30 g）　熟地三至五钱或一两（15~30 g）麦冬二钱（20~30 g）　知母　牛膝各一钱半（各12 g）

【用法】 上药用水一盅半，煎七分，温服或冷服。（现代用法：水煎服。括弧中用量为成人处方量。）

【功用】 清胃滋阴。

【主治】 胃热阴虚。烦热干渴，头痛，牙痛，牙龈出血，舌红苔黄且干。亦治消渴，消谷善饥。

【方解及心得】 本方的名字从阴阳学上讲，玉女代表阴液，从方药组成来看是从白虎汤演变而来，在白虎汤的基础上加上补肾阴的药物麦冬、熟地。麦冬入肺、胃、肾经，虽肺胃肾三脏器之阴皆补，但我认为其以补胃阴最为专长。患者牙痛，看似病在齿，其实病在龈，龈隶属阳明，足阳明胃经入齿龈中，且齿龈包绕牙齿，给予牙齿供给所需营养。齿为骨之余由肾所主，肾主一身之阴，肾阴一虚，虚火上炎而致虚火牙痛。应用麦冬来补胃阴达到止痛的目的，是取"先天生后天，后天养先天"之意；熟地补肾阴是从源头上遏制虚火的上炎；再加牛膝导热下行、导血下行、引火归元，对虚火灼伤脉络伴有鼻出血、牙龈出血者尤佳。石膏、知母清阳明之热，特别是对于消渴者效果较好，"多食易饥者胃火故也"。但石膏、知母的用量相对要小，如有脾阳虚、脾气虚，大便溏稀者，石膏的用量就要注意，并要加用健脾止泻而不燥的药物，如白术、山药、扁豆等。

从方剂的整体功效来看就是滋肾水，清阳明。本方的主治症状是口渴、烦热、牙齿疼痛。牙齿疼痛的特点不像清胃散所主治的牙痛那么急暴、痛势急迫，火热症状也较轻微，属于虚证牙痛。本人用此方治疗牙痛主要是通过看患者牙龈、舌苔、舌质的颜色，以及参照脉诊。按本人临床经验而言，牙痛伴有牙龈淡红或嫩红，舌苔少或舌面无苔，或镜面舌，脉细弱，尤其两尺部沉细无力，大便可干可不干，是本方辨证的要点。

芍药汤

(《素问病机气宜保命集》)

【组成】 芍药一两（30 g） 当归（12 g） 黄连各半两（12 g） 槟榔 木香 甘草炒，各二钱（各10 g） 大黄三钱（10 g） 黄芩半两（10 g） 官桂二钱半（6 g）

【用法】 上药㕮咀，每服半两，水二盏，煎至一盏，食后温服。清（通圊）如血痢，则渐加大黄。（括弧中用量为平时处方成人常用量。）

【功用】 调和气血，清热解毒。

【主治】 湿热痢。腹痛便脓血，赤白相兼，里急后重，肛门灼热，小便短赤，舌苔黄腻。

【方解与心得】芍药汤是治疗痢疾的常用方，主要用于治疗湿热蕴蒸于肠胃，脉络受损、气血两伤而致的大便脓血，大便脓血必须伴有"里急后重"，而且是急性起病。何谓里急后重？泻痢很不爽快，觉得肚子一疼，肛门有（酸）重坠感，似乎大便马上要出来，迫不及待到了厕所后，大便挤出一点就完事了，但便意未除，下坠感依然存在，这就叫里急后重。

为什么会出现这种情况呢？湿热疫毒蕴结肠道，阻碍气机的正常运行，气为血之帅，气滞进而影响血的正常运行，这样气、血、湿、热就缠绕纠结在一起。所以治疗的原则既要行气活血，又要祛湿清热。古人云："行血则便脓自愈，调气则后重自除。"方中黄连、黄芩、大黄清热凉血，除湿通便。这就是所谓"病疾不怕当头下"，此为"通因通用"方法。通用的典范如前面讲过的大承气汤，其治"热结在里，下利清水，色纯青"就是用的此法。槟榔和木香两种药相配使用，可下气导滞，通利大肠；归、芍相配既可以缓急止痛又可以和血通络；加上肉桂有反佐的意思，特别是在大量苦寒药中，加入一点温药可以护胃，防止药入即吐。所以用一点芳香温热药既能加强化湿的作用，同时又能使凉血和行血合用，不至于损伤中阳。

在具体应用的过程中还要灵活的加减和化裁，如果发热可以加葛根30克解表清热。用葛根不用担心发汗有伤津之虑，因为它有升清、生津的作用。该病往往伴有肛门灼热，可加白头翁30克以加强清热凉血的作用。如舌苔黄腻而厚，内有宿食，就要加消导的药，有一种药物——山楂，既能消宿食，又能活血化瘀。

曾治一男性患者，男，35岁，平素体健，偶因生吃"甜瓜"，出现大便次数增多，初起黄色稀便夹有白色黏冻，继则赤白相间，每日二十余次，腹痛，有肛门重坠感，肛门灼热，小便短赤，舌红，舌苔黄腻，脉弦有力。辨证为肠道湿热，损伤气血。治当清热祛湿，凉血治痢。处方：黄连15克，黄芩12克，白芍30克，当归15克，赤芍12克，槟榔15克，木香12克，大黄10克，肉桂6克，甘草6克，薏苡仁 30 克。三剂，水煎服，日一剂。

二诊：大便次数明显减少，每日 2~3 次，且赤白杂物消失，腹痛及里急后重消失，肛门灼热明显缓解，舌苔渐退，但仍现薄黄而腻，脉弦有力，此为肠道湿热已清，正气渐复，但余邪未尽。继用上方减量：黄连 10 克，黄芩 10 克，白芍 30 克，当归 10 克，赤芍 12 克，槟榔 10 克，木香 10 克，大黄 6 克，肉桂 6 克，甘草 6 克，薏苡仁 30 克。两剂而愈。

【附方】白头翁汤（《伤寒论》）　　白头翁二两（30 g）　　黄柏三两（12 g）　　黄连三两（10 g）　　秦皮三两（12 g）　　上药四味，以水七升，煮取二升，去滓，温服一升。不愈再服一升。功用：清热解毒，凉血止痢。主治：热痢。腹痛，里急后重，肛门灼热，痢下鲜紫脓血，赤多白少，渴欲饮水，舌红苔黄，脉弦数。

第四节　　清虚热

清虚热的方剂，具有养阴透热，清热除蒸的作用。多见于慢性虚损性疾病的后期，留邪不祛，阴液耗伤，甚至出现气阴两伤，进而出现暮热早凉，骨蒸潮热，手足心热，舌红少苔，脉细数等虚热证。临床出现此类症状的疾病多以结核病较为多见。本类方剂常用滋阴清热的鳖甲、知母、生地，和清透伏热的青蒿、秦艽、银柴胡、胡黄连、地骨皮等组合配方，代表方有秦艽鳖甲散、青蒿鳖甲汤。

秦艽鳖甲散

（《卫生宝鉴》）

【组成】　地骨皮（12 g）　　柴胡（12 g）　　鳖甲去裙，酥炙，用九肋者，各一两（30 g）　　秦艽（12 g）　　知母（10 g）　　当归（12）各半两

【用法】　上药为粗末，每服五钱（15 g），水一盏，青蒿五叶，乌梅一个，煎至七分，去滓温服，空心临卧各一服。（现代用法：水煎服。括弧中用量为成人处方用量。）

【功用】　滋阴养血，清热除蒸。

【主治】　风劳病。骨蒸盗汗，肌肉消瘦，唇红颊赤，午后潮热，咳嗽困倦，脉细数。

【方解及心得】　秦艽鳖甲散主治的风劳病与现代医学的什么病可以对应？我们不假思索就可以想到结核病，特别是肺结核的晚期，或部分恶性肿瘤，它们均可以出现骨蒸盗汗、肌肉消瘦、唇红颊赤、午后潮热、咳嗽困倦，脉象细弱或细数，甚至动则而喘的风劳病症。所谓骨蒸潮热，就是热邪像是从内而外蒸发的一样，像大海涨潮似的一阵一阵的，这时用体温表测一下体温，可以正常，也可以轻度升高，一般在 37.5 ℃左右。所谓盗汗就是睡着之后偷偷地出汗，出汗多时可以把内衣和床单湿透，醒后自止。唇红颊赤是虚热的外在表现。脉细数而无力是阴虚不能充盈血脉所致。

既然是阴血亏虚所致的蒸热、潮热，就应选择清退虚热和滋阴清热的药，所以本方选了秦艽和鳖甲，并且以"秦艽鳖甲"来命名。但以秦艽为主，鳖甲为辅，属动静结合。秦艽配鳖甲，既滋阴又清热，二者相得益彰。秦艽除肝胆经之风热，是透邪除热之品，与柴胡相配，可以透邪，柴胡须选择柴胡苗而不是柴胡的根，这样透发之力强些，亦可选择银柴胡，其退虚热的效果会更好。地骨皮为甘寒之品，上能

清肺之热，下能泻肾之火，又能凉血生津，应用知母也是为了加强滋阴清火的作用，因阴血同源所以加了当归以补血养血。这里为何不用阿胶？因为阿胶为血肉有情之品，用之可以生热，进而导致虚不受补。本方还有一个特点，用青蒿和乌梅两药作引子，青蒿用量很小，加上乌梅，一散一收，既能透邪，又能收敛。乌梅亦可以用少量的五味子或山茱萸代替，可获得同样的效果。

医案一：曾治一患者，女，41 岁，患肺结核病史 10 余年，发热 3 月余，体温在 38 ℃左右，昼轻夜重，纳谷不香，骨瘦如柴，面色潮红，咳吐少量夹带血丝黏痰，乏力盗汗，大便溏薄，舌红少苔，脉细数。辨证属阴虚火旺，肺脾两虚。治疗当补肺益脾，滋阴降火，佐以收涩止汗。处方：炙黄芪 30 克，党参 30 克，薏苡仁 30 克，麦冬 40 克，醋鳖甲 30 克（打碎先煎），秦艽 15 克，地骨皮 12 克，知母 12 克，柴胡 10 克，乌梅 30 克（打碎），麻黄根 30 克，三七粉 3 克（冲服），甘草 6 克，大枣 3 枚。七剂，水煎服，每日一剂。

二诊：潮热盗汗明显减轻，热度已降至 37.4 ℃，食欲改善，仍有轻度乏力，咳痰仍有少量鲜红血丝，大便已初见成形，小便短黄，舌红，脉细数。表明服药后虚火始降，正气渐复，加生地 30 克、血余炭 10 克（包煎）、白茅根 30 克，以收涩凉血，养阴生津，继服十剂。

三诊：体温已降至正常，潮热盗汗消退，咯血停止，乏力纳差恢复正常，体重增加，大便成形，舌面似有少量薄白苔，脉细弱。方证有效，为防甘寒滋腻损伤阳气将上方生地改为 15 克、知母改为 6 克，再取十剂，改隔日一剂而收功。

医案二：陈某某，女，27 岁，入院时间为 2017 年 11 月 23 日。

主诉：反复咯痰夹血 10 年，加重 10 余天。

现病史：患者于 10 年前无明显诱因出现咯痰并痰中夹血，于当地医院诊断为"肺结核、支气管扩张"，并行抗结核治疗 1 年，具体药物不详。用药后仍反复咯痰血，劳累后加重。3 个月前患者自觉发热，测体温正常，于当地市肿瘤医院按肺结核诊治，应用"左氧氟沙星、卷曲霉素、乙胺丁醇、异烟肼"等治疗68天，近10天咯痰血加重，平均每日1次，无憋喘，无紫绀，为进一步诊疗收入我院。

初诊：2017年11月27日。

患者体温正常，但自觉手足心发热，时有颜面潮热感，咳嗽，咯痰，痰中带血，咽干，无胸闷憋喘及紫绀。无胸痛，无头痛头晕，无关节痛。大小便正常，夜眠欠佳。舌淡，苔少，脉细数。

辨证：阴虚内热。

分析：患者患肺结核日久，古人谓"肺虫侵蚀"，热入营阴，耗伤津液，故五心烦热，失眠，午后至夜间潮热，给予青蒿鳖甲汤加减治疗，以清退虚热，润肺止咳，并佐以健脾安神。

处方：青蒿20克，醋鳖甲30克，地骨皮10克，柴胡12克，知母10克，北沙参10克，百合20克，玄参10克，川贝母5克，酸枣仁30克，炒六神曲10克，陈皮20克，生地30克。共三剂，水煎服，日一剂。

二诊：2017年11月30日。

患者无发热，服用中药后自觉汗出身爽，五心烦热明显改善，咳嗽减轻，少量咳痰以晨起为甚，夹少量血丝，仍感口咽干燥，大小便正常，夜眠欠佳。舌淡红，苔薄白，脉细数。

分析：患者五心烦热较前减轻，仍口咽干燥，考虑为脾肾阴虚津液不能上乘所致，加用芦根30克，加强养阴之力。患者舌淡提示有脾肺阳虚病机并存，张景岳认为"善补阴者必于阳中求阴"，遂加用干姜3克温补脾肺之阳，使肺气得以宣发，脾胃能正常运化水谷，并将津液敷布全身，上承口咽。上方加芦根30克、干姜3g。共五剂，水煎服，日一剂。

三诊：2017年12月04日。

患者无发热，五心烦热减轻，咽干。咳嗽减轻，偶有咳痰，夹少量血丝，晨起为甚。大便略稀，小便正常。夜眠欠佳，失眠多梦。舌淡红，苔薄白，脉细数。

分析：患者五心烦热症状缓解，咽干症状明显，舌色较前略有红润。遂去燥辛之柴胡，将玄参加量至 30 克，以加强滋阴补肾之力，缓解咽干。患者大便偏稀，眠欠佳，去性寒质润之知母以调大便，将酸枣仁加量至 40 克，以加强宁心安眠敛汗之功。整方如下：

青蒿 20 克，醋鳖甲 30 克，地骨皮 10 克，北沙参 10 克，百合 20 克，玄参 30 克，川贝母 5 克，酸枣仁 40 克，炒六神曲 10 克，陈皮 12 克，生地 30 g。共五剂，水煎服，日一剂。

四诊：2017 年 12 月 09 日。

经以上治疗，手足心热及心中烦热已基本消失，乏力明显改善，纳食正常，痰中带血偶尔发生，二便可，舌淡红，脉细弱。鉴于患者已用十三剂药，嘱其暂停 2 日。

五诊：2017 年 12 月 11 日。

查房时患者自述五心烦热再现，且两颧潮红，舌脉同前。考虑前方虽有效，但不能持久，肺肾阴津亏极。遂变方为百合固金汤加减，处方如下：

醋鳖甲 30 克，芦根 30 克，麦冬 30 克，地骨皮 10 克，熟地 30 克，生地 30 克，玄参 30 克，桔梗 12 克，黄芪 30 克，陈皮 12 克，甘草 6 克。五剂，水冲服，每日一剂。

服用五剂，诸症消失，五心烦热已除，并建议出院带药十五剂调理善后。

第五节　祛暑清热剂

祛暑清热剂，适用于夏月感受暑热之邪，见有身热心烦、汗多口渴等症。常用的祛暑清热药有西瓜翠衣、银花、扁豆花、荷叶等。由于暑病常多夹湿，故使用祛暑剂时，常常配伍祛湿之品。但应注意用药的主次轻重，如暑重湿轻，则湿易从热化，祛湿之品不宜过于温燥，以免燥灼伤津。代表方新加香薷饮。

新加香薷饮

（《温病条辨》）

【组成】　香薷二钱（12 g）　　银花三钱（9 g）　　鲜扁豆花三钱（9 g）　厚朴二钱（10 g）　　连翘二钱（10 g）

【用法】　水五杯，煮取二杯，先服一杯，得汗，止后服，不汗再服，服尽不汗，再作服。（括弧中剂量为成人处方常用量。）

【功用】　祛暑解表，清热化湿。

【主治】　暑温初起，复感于寒。发热头痛，恶寒无汗，口渴面赤，胸闷不舒，舌苔白腻，脉浮而数。

【方解及心得】　新加香薷饮是在香薷散原方的基础上，加上了金银花、连翘，方中白扁豆改用扁豆花，用于治疗夏季感受暑热之证，主要表现有恶寒、发热、无汗等症状。有的患者常伴有头痛、头昏、头沉，身体懒，这是暑热夹湿的表现。其中恶寒、无汗是使用新加香薷饮的前提，最好是头昏沉也具备。香薷为辛温之品，发汗的作用比较强，它不但能发汗，还可以祛湿气水气。所以外面有寒里边有暑热，又夹有湿，这三种因素并存的时候方能用新加香薷饮。新加香薷饮之所以改用扁豆花并加用金银花、连翘，就是为了清暑邪，化湿浊。用厚朴是为了加强化湿的力量。如果舌苔厚腻、并见水滑，厚朴的用量可适当加大，其既能行气又能祛湿，通过促进气机的运行而达到祛湿的目的。

【附方】 香薷散（《太平惠民和剂局方》） 香薷去土，一斤（15 g） 白扁豆微炒，半斤（12 g） 厚朴去粗皮，姜汁炙熟，半斤（12 g） 上为粗末，每三钱，水一盏，入酒一分，煎七分，去滓，水中沉冷，连吃二服，立有神效。（现代用法：水煎服。）功用：解表祛暑，化湿和中。主治：夏月乘凉饮冷，外感于寒，内伤于湿，致恶寒发热，无汗头痛，头重身倦，胸闷泛恶，或腹痛吐泻，舌苔白腻，脉浮者。

第五章 温里剂

温里剂是以温热药为主组成，具有温里助阳、散寒通脉的作用，是用来治疗里寒证的方剂，属于温法的范畴。当然里寒与表寒是相对而言，表寒用辛温解表法，里寒当然用温里祛寒法。具体治疗原则："寒者热之，衰者补之"；"寒淫于内，治以甘热"。

所以基于上述原则，古代医家创制了一些久用不衰、行之有效的温里散寒或温里祛寒的方剂，比如"温中祛寒、回阳救逆、温经祛寒"方剂。这在一定层面上足以说明里寒证的普遍存在和"高患病率"。也充分说明了古代医家对里寒证的重视程度。

《内经》说："阳气者，若天与日，失其所，则折寿而不彰。"这句话就揭示出阳气在人体内的重要性，阳气非但不能损伤，还要保证其不能错位，如果清浊相干，阳在阴位，就会损命折寿。因此在应用温里剂治疗里寒证的时候，特别是在回阳救急的时候更应该对阳气引起足够的重视，因为阴盛阳微，亡阳之变在顷刻之间。因此诊治时既要辨别真热假寒和真寒假热证，还要因时、因地、因人制宜。

第一节 温中祛寒

由于中焦虚寒，阳气不足，就会出现四肢不温，脉缓迟紧，兼有气虚，脉濡弱或虚大无力，舌体淡胖，舌苔白的症状，治疗此类的方剂常用的有理中丸、吴茱萸汤、小建中汤等。

理中丸

（《伤寒论》）

【组成】 人参（10 g）　　干姜（10 g）　　甘草炙（6 g）　　白术（40 g）各三两

【用法】 上四味，捣筛为末，蜜和为丸，如鸡子黄大，以沸汤数合，和一丸，研碎，温服之。日三服，夜二服。腹中未热，益至三四丸，然不及汤。汤法，以四物依两数切，用水八升，煮取三升，去滓，温服一升，日三服。若脐上筑者，肾气动也，去术，加桂四两；吐多者，去术加生姜三两，下多者，还用术；悸者，加茯苓二两；渴若得水者，加术，足前成四两半；腹满者，去术，加附子一枚。服汤后，如食顷，饮热粥一升许，微自温，勿发揭衣被（现代用法：和蜜为丸，一日2~3次，每次9 g，开水送下；或作汤剂，水煎服。括弧中用量为成人处方作汤剂时用量。）

【功用】 温中祛寒，补气健脾。

【主治】 1. 中焦虚寒，自利不渴，呕吐腹痛，不欲饮食，以及霍乱等。2. 阳虚失血。3. 小儿慢惊，病后喜唾涎沫，以及胸痹等由中焦虚寒所致者。

【方解及心得】 理中丸虽是丸剂，但通常在临床可做汤剂来应用，所治疗的是由中焦虚寒产生的各种症状，以干姜为君药，在温中散寒的基础上，加上人参、甘草、白术来益气健脾，主治中焦虚寒，自利不渴，呕吐腹痛，不得饮食，霍乱。这里的霍乱，是指即吐又泻的虚寒性的"胃肠炎"或"肠胃炎"。此方还可治疗阳虚失血和小儿慢惊。阳虚失血多见于"胃溃疡或十二指肠球部溃疡"，表现为脾胃虚寒证，经常有少量的溃疡出血，虽肉眼未见血便，但大便常规可有潜血阳性，胃脘常隐隐作痛，纳食不香，遇寒饮冷则加重，呈慢性贫血状态，血常规可见血红蛋白减少。这时可以用理中丸温阳益气来加强摄血的作用，并且我常常将干姜改为炮姜，人参改为红参，使摄血之力更强。如气虚证候不著时，我常常将人参改为党参。

关于脾胃虚寒证，我曾治一中年男子，50 岁，自述肚脐周围发凉怕冷，喜热敷，别无他症，考虑为中焦虚寒，因距离较远无法脉诊和舌诊，遂告知用附子理中丸长期服用，约用 20 余天见效，一月后痊愈停药，半年后随访未复发。

小儿慢惊是由于多种原因致小孩脾胃虚寒，不喜饮食，致营养不够，久病导致脾胃亏虚，饮食不调，没有足够的营养来补充身体，身体瘦弱，睡时露睛，这在多年前生活比较困难，甚至连奶粉都难以供给的时候比较多见，现今生活改善了，这种情况也就不多见了。早年曾治一小儿，男，3 岁，面色萎黄，身体瘦弱，不思饮食，大便稀薄，有时偷食泥土，腹诊腹臂皮下脂肪少，腹臂薄，舌体瘦薄，舌质淡，苔薄，食指指纹色淡。辨证为脾胃虚弱，健运失常。治当健脾和胃。处方：干姜 3 克，白术 5 克，党参 5 克，甘草 3 克，金钗石斛 3 克，焦神曲 5 克。五剂，水煎服，每日一剂。由于小儿难以下咽，可少量多饮并配以市场上所买山楂片来逗引之。

二诊：家人自述中药服毕饮食渐增，由不欲饮食到主动索食，体力渐长，睡眠改善。继用上方五剂而愈。

【附方】 附子理中丸（《阎氏小儿方论》）　　人参去芦　白术剉
干姜炮　甘草炙，剉　黑附子（各9g）　　上药为细末，炼蜜和匀，一两
作十丸。每服一丸，水一盏，化开，煎及七分，稍热服，食前。小儿
分作三二服，大小以意加减。功用：温阳祛寒，益气健脾。主治：脾
胃虚寒，风冷相乘。症见心痛，霍乱吐利转筋等。（《太平惠民和剂局
方·卷之五》也载有此丸，方药同，各四两，蜜丸，每两作十丸，服
法及功用亦同，但主治为"脾胃冷弱，心腹绞痛，呕吐泄利，霍乱转
筋，体冷微汗，手足厥寒，心下逆满，腹中雷鸣，呕哕不止，饮食不
进，及一切沉寒痼冷，并皆治之"。）

吴茱萸汤

（《伤寒论》）

【组成】 吴茱萸一升，洗（10g）　　人参三两（9g）　　大枣十二枚，擘
（4枚）　　生姜切，六两（10g）

【用法】 以水七升，煮取二升，去滓，温服七合，日三服。（现代
用法：水煎服。括弧中用量为平时处方成人常用量。）

【功用】 温中补虚，降逆止呕。

【主治】 1.胃中虚寒，食谷欲呕，胸膈满闷，或胃脘痛，吞酸嘈
杂。2.厥阴头痛，干呕吐涎沫。3.少阴吐利，手足逆冷，烦躁欲死。

【方解及心得】 吴茱萸汤的组成是吴茱萸、生姜、大枣、人参。
主要的药物是吴茱萸，吴茱萸辛散以祛寒，降逆能下气，暖胃、暖肝，
还能够止呕吐。

我在临床上用此方主要治疗两个病，其一是厥阴头痛。巅顶痛，
干呕吐涎沫，不断地吐，涎沫是来自于口腔当中，不是来源于胃中，
是一些泡沫而不是水，吐时不能自控，舌苔白滑（有的患者可见到白
腻苔），脉象沉迟细弱。曾治一青年男子，症状如上，遂用吴茱萸汤加

减化裁治疗，处方：吴茱萸 10 克，人参 10 克，生姜 15 克，大枣 4 枚，藁本 15 克，川芎 9 克，细辛 3 克。其中人参、大枣温中补虚，吴茱萸、生姜暖肝散寒，降逆止呕，藁本、川芎、细辛散寒止痛。水煎，服五剂而愈。

其二是脾胃虚寒。脾寒则利，胃寒则吐。寒气客于肠胃，寒气凝滞，胃气失于和降，厥逆上冲而出现呕吐，呕吐主要是呕吐清水。《内经》病机十九条有记载："诸病水液，澄澈清冷，皆属于寒。"这种情况用吴茱萸汤合适。如是"诸呕吐酸，暴注下迫，皆属于热"则可选左金丸清肝泻胃，降逆止呕。除吐之外还会有胃脘痛。我在临床上常常用此方联合理中汤或小建中汤化裁。常用方药：吴茱萸 10 克，人参 10 克，生姜 15 克，炒白术 30 克，茯苓 30 克，干姜 9 克，大枣 4 枚（掰），饴糖 2 块。一般情况下均能解决。此外应用吴茱萸时要注意其炮制方法：甘草煮水后去渣，再将吴茱萸用甘草水浸泡后用文火炒干即可。否则的话麻辣涩味较浓，服药时往往因吴茱萸刺激而致恶心呕吐难以下咽。

小建中汤

（《伤寒论》）

【组成】 芍药六两（24 g）　　桂枝三两，去皮（12 g）　　炙甘草二两（6 g）　生姜切，三两（10 g）　　大枣十二枚，擘（4 枚）　　饴糖一升（30 g）

【用法】 上六味，以水七升，先煮五味，取三升，去滓，内饴，更上微火消解，温服一升，日三服，呕家不可用建中汤，以甜故也。（现代用法：五味水煎二次，取汁，兑入饴糖，分二次温服。括弧中用量为本人成人处方常用量。）

【功用】 温中补虚，和里缓急。

【主治】 虚劳里急。腹中时痛，温按则痛减，舌淡苦白，脉细弦而缓；或心中悸动，虚烦不宁，面色无华；或四肢酸楚，手足心热，咽干口燥。

【方解及心得】 小建中汤是由桂枝汤倍芍药加饴糖而成，比桂枝汤中的芍药用量多了三两，又加了一升饴糖。这样桂枝汤原有的调和营卫、治疗风寒表虚证的作用就被改变了，取而代之的是温中补虚、和里缓急的作用，温阳发散的力量弱了，养阴收敛的作用增强了，这样一来白芍的敛阴内收的力量把桂枝、生姜的温阳作用拉到里边去了，这叫作"关口内移"，所以本方就具备了温中补虚、和里缓急的作用。临床多用以治疗中焦虚寒或脾胃阳虚之证。临床经常遇到这样的一类患者，多表现为乏力、面色萎黄、经常胃脘隐痛不适，痛则喜按，按则暂缓，受寒、饮冷则加重，生气亦加重，劳亦加重，行胃肠钡餐或胃镜检查或可发现胃下垂、胃溃疡或十二指肠球部溃疡。

这一类患者在农村多见于中年妇女，在城市则常见于打工一族。终日劳累，吃饭不定时，冷热不均衡，加之因家务事生气上火而造成肝胃不和，久而久之，有的就形成胃脘隐痛不适，受凉、饮冷加重，喝口热汤或热茶则痛减的脾胃虚寒证；有的则表现为乏力纳差、面色萎黄、头晕心悸的脾胃虚弱、气血亏虚证；更甚者则表现为虚烦不宁，手足心热，咽干口燥的阴虚证。实际上小建中汤证说白了就是气血阴阳俱虚证。

此外，临床上还可以见到有的患者除了见于上述证候外，还可以兼有心中有空虚的感觉，这表明心气也虚了，这很好解释，阳虚了不能化气，阴血亏虚则心无所养。因此我通常用小建中汤加炙黄芪30克以补心脾之气，因为气能生血，气旺则血生。此外，在药物治疗的同时还要嘱咐患者忌生冷、戒躁怒、勿过劳。这样才能取得较为满意的效果。

【附方】

（1）黄芪建中汤（《金匮要略》）　即小建中汤加黄芪一两半（30

~40 g）。用法同小建中汤。功用：温中补气，和里缓急。主治：虚劳里急，诸不足。

（2）当归建中汤（《千金翼方》）　即小建中汤加当归四两（12 g）。用法同小建中汤。功用：温补气血，缓急止痛。主治：产后虚羸不足。腹中绵痛不止，吸吸少气，或者小腹拘急，痛引腹背，不能饮食。

第二节　回阳救逆

"阳在外，阴之使也；阴在内，阳之守也。"又"孤阴不生，独阳不长"，故阴阳互根互用才能"阴平阳秘，精神乃治"。这些都强调了阴阳的相互依存关系，一旦由于某种原因打破了这种平衡而又得不到及时纠正，就会呈现"阴阳离决，精气乃绝"的危候，四逆汤少阴厥逆证，就是这种典型的阴阳失调证。但是临床证候的表现不可能面面俱到，但见一证便是，灵活变通，不可拘泥。

四逆汤

（《伤寒论》）

【组成】　附子一枚，生用，去皮，破八片（5~10 g）　干姜一两半（6~9 g）　甘草炙，二两（6 g）

【用法】　以水三升，煮取一升二合，去滓，分温再服。强人可大附子一枚，干姜三两。（现代用法：附子先煎一小时，再加余药同煎，取汁温服。括弧中用量为平时处方成人常用量。）

【功用】 回阳救逆。

【主治】 1. 少阴病。症见四肢厥逆，恶寒蜷卧，呕吐不渴，腹痛下利，神衰欲寐，舌苔白滑，脉象微细。2. 太阳病误汗亡阳。

【方解及心得】 单从四逆汤的方剂组成来看，就制附子、干姜、炙甘草三味药，且附子、干姜均为大辛、大热的药物，而且附子有毒，如炮制不当或剂量过大以及煎煮时间不够，均可引起中毒反应。中毒的剂量及服药的时间不确定，因人而异，所以服药期间要经常复查肝肾功能。常见中毒症状有口舌、面部及全身麻木，口腔灼热、流涎、恶心、呕吐，头昏、眼花，心慌胸闷、烦躁不安等，严重者有呼吸困难、瞳孔散大、面色苍白、心律失常等。

附子与干姜相配，相须为用，素有无姜不热的说法，附子温肾阳，干姜暖脾阳，"附子走而不守，干姜守而不走"，动静结合，相得益彰。加入甘草是为缓和附子、干姜的燥烈之性，以免久用伤及真阴，这就是所谓的佐制，目的是使温阳药物的作用缓和而持久。

关于四逆汤的应用，记得 20 年前曾遇到一例特殊的患者，男性，42 岁，农民。就诊时间是在阳历的 7 月初，当时赤热炎炎，人们均已换上了短袖衫，而该患者的穿戴是一身冬装，头戴棉帽子，穿着大棉袄，身体消瘦，面色㿠白，畏寒肢冷，通身难以见汗，常年手足不温，摘帽则畏风，夏季从未吹过电扇。时有肠鸣下利，甚则完谷不化，舌质淡，苔白滑，脉象沉细弱。虽遍访名医却罔效。

根据以上诸症，辨证为脾肾阳虚，少阴厥逆证，属阳虚重症，非阳热重剂不能克其寒。那时尚在年轻，无知者无畏，加之当时刚看到一篇报道说云南的一名老中医曾应用附子达到 200 余克，煎煮 4 个小时后服用也不会产不良反应。于是乎更是信心满满，处方：制附子 15 克，干姜 10 克，炙甘草 6 克，灶心土 50 克。煎水 30 分钟，去渣纳诸药再煎。连服三剂，肠鸣下利稍好转，并无其他不适。

二诊时，将制附子增加到 20 克，干姜改为 12 克，继服三剂，亦未感觉不适。三诊时，将附子加至 25 克……就这样将制附子一直加到 40 克，干姜加到 15 克，炙甘草 6 克。煎煮时间一个半小时。连服四十余剂，患者已脱去了冬装，手足已感温暖，肠鸣下利已愈，诸症尽除。

在本方中加入一味灶心土，取土生万物之意，温化阳气以求生生不息。

第三节　温经散寒

温经散寒剂适用于阳气不足，阴血亏虚，复有寒邪客于经络，血脉不利所致诸症。如应用温阳祛寒纯辛热之品并非所宜，而须以温经散寒与养血通脉之品合用才能逐阴寒于经络之外，代表方是当归四逆汤。

当归四逆汤

（《伤寒论》）

【组成】　当归三两（15 g）　　桂枝三两，去皮（15 g）　　芍药三两（15 g）　细辛三两（6 g）　　甘草二两，炙（6 g）　　通草二两（6 g）　大枣二十五枚，擘（5 枚）

【用法】　上七味，以水八升，煮取三升，去滓，温服一升，日三服。（现代用法：水煎服。括弧中用量为平时处方成人常用量。）

【功用】　温经散寒，养血通脉。

【主治】　1. 阳气不足而又血虚，外受寒邪。手足厥寒，舌淡苔白，脉细欲绝或沉细。2. 寒入经络，腰、股、腿、足疼痛。

【方解及心得】　当归四逆汤即桂枝汤去生姜，加当归、细辛、通草而成，方歌有云："当归四逆芍桂枝，细辛甘枣通草施。"功效温经散寒。主治血虚受寒或阳气不足导致的肢体发凉、麻木甚至疼痛等。

曾治疗一女性，33 岁，产后受凉喝生化汤，但寒邪未能尽去，自此遗留双下肢疼痛麻木且伴有凉感。其面色萎黄不泽，以手触诊双下肢不温，畏寒，通身不出汗，活动后微喘，虽已过阳春三月，仍以棉衣裹身，舌质淡，苔薄白，脉沉细弱。患者系产后失血，百节空虚，感受寒邪，客阻经脉，遂应用当归四逆汤化裁：当归 15 克，生黄芪 18 克，桂枝 12 克，白芍 12 克，细辛 6 克，鸡血藤 30 克，独活 6 克，生姜三片，大枣 3 枚。五剂，水煎服，每日一剂。

二诊：自述服药后通身有热感，似有微汗，双下肢疼痛麻木减轻，纳眠尚可，并无其他不适。此乃阳气渐通，寒邪渐去，宗上方，黄芪加至 20 克，细辛加至 9 克（细辛不过钱的古训有待临床进一步验证，依个人经验而定并签字），继服六剂。

三诊：服药后腿温已渐趋正常，疼痛麻木明显缓解。嘱其每日行温水泡脚，人参归脾丸补气生血，伸筋丹活血通络以调理善后。

近年来我常常应用该方加减治疗糖尿病周围神经病变、糖尿病周围血管病等并发症，取得了满意的疗效，但以早期阶段治疗效果为好。

【附方】

（1）当归四逆加吴茱萸生姜汤（《伤寒论》）　即当归四逆汤加吴茱萸二升（6 g）　生姜半斤（10 g）　改用水、酒各六升和，煮取五升，去滓，温分五服。功用：温经散寒。主治；手足厥寒，脉细欲绝，其人内有久寒者。

（2）黄芪桂枝五物汤（《金匮要略》）　黄芪三两（30 g）　芍药三两（12 g）　桂枝三两（12 g）　生姜六两（12 g）　大枣十二枚（4 枚）水煎，分三次温服。功用：益气温经，和经通痹。主治：血痹证。肌肤麻木不仁，脉微涩而紧。

第六章　补益剂

补益剂是以滋补、强壮药为主组成，能够补益人体的气、血、阴、阳，从而达到消除或改善一切虚证的方剂。

当然，在应用补益剂的时候首先要明确补气剂补什么气？气的概念有很多，比如有营气、胃气、谷气、真气、元气、肾气、清气、五脏之气等。我认为真正形成"大概念"的实际上就上、中、下三个气，即宗气、中气、元气。宗气积于胸中，上出喉咙以司呼吸，贯心脉以行气血；中气是脾胃之气，主司受纳、运化；在下是元气，即肾气，主司二便、生长、生殖和发育。

从气的生成和输布过程来看，"饮入于胃，游溢精气，上输于脾，脾气散精，上归于肺，通调水道，下输膀胱，水精四布，五经并行。"肺主周身之气，通调百脉，而肺气的来源又有赖于脾胃的运化，所以补气主要讲的是补脾胃之气。因此这里讲的气虚证主要是脾虚证和肺虚证。主要证候有：面色㿠白（即色白无光而暗）、懒言声低、肠鸣、大便稀泄等。这都是气虚的问题。另外，"中气不足，溲便为之变"，大小便也会有变化；中气不足，脾、胃、肺升清降浊功能和通调水道的功能会失常。除此之外还可会有脱肛、子宫下垂、胃下垂、肝下垂、舌嫩、有齿痕、舌胖，脉细弱等表现。

其次是补血的问题。要明确血的生成与来源，后天脾胃运化的水谷之气变化而赤是谓"血"。血生成以后布散周身，供养五脏六腑、四肢百骸。其生理功能主要与心、肝、脾三个脏器关系密切。因为心主血脉，肝主藏血，脾主统血，所以补血主要是补心血、补肝血、补脾血。当然了，临床具体处方时还要在补血的基础上加一点补气的药，因为"气能生血"。古人云："有形之血不能速生，无形之气应当急固……"

再就是补阴与补阳的问题。补阴主要是补心阴、补肝阴、补脾胃之阴、补肺阴、补肾阴，其中补肾阴是最为根本，因为肾主一身之阴。但在补阴的同时不能忘记补阳，因为阴阳是互根的。在补阴的方中加入一两味补阳的药才能使处方近乎完美而不偏倚。补阳主要是补心阳、脾阳和肾阳，其中补肾阳是最为根本的，因为肾主一身之阳。同前之理，在补阳的方中加上一两味补阴的药才能做到生化不息。明代医家张景岳曾曰："善补阴者必于阳中求阴，阴得阳助则泉源不竭；善补阳者必于阴中求阳，阳得阴助则生化无穷。"

单纯从理论上理解人体的气血阴阳是何等的重要还远远不够，还要在临床应用时能灵活掌握应用补益剂的原则和方法，否则就不能达到治虚的目的。根据中医的一些经典学说归纳起来主要有以下几个方面：

"虚者补之""损者益之""形不足者温之以气，精不足者补之以味。"

"劳者温之"。因为劳要伤气、耗气，"劳则气耗"，所以要用甘温药来补气。

"有者求之，无者求之，盛者责之，虚者责之"。

"损其肺者益其气，损其中者调其饮食"。

同时根据脏腑功能特点"虚则补其母"。这里指的是"相生之补"。

"损其肺者益其气"。有的时候不补肺而补脾，土能生金，所以采用培土（脾）生金（肺）的方法。还有对于脾胃虚寒的泄泻，不用健脾的办法，而用温肾阳的办法。补命门之火，即补火生土的办法。

在临床应用的时候，还要把握一个度，药物只是一个外在的因素，因此在初始用药时用量不宜过大，药味不宜过多，要注意调动人体自身的功能恢复，要本着补药"宁使不足，不使有余"的原则。《黄帝内经》曰："大毒治病……常毒治病……小毒治病……无毒治病，十去其九，谷肉果菜，食养尽之。无使过之，伤其正也。"再一个就是在治疗虚证时，要告诉病人注意生活起居，慎饮食，戒躁怒，勿过劳。能使病人在八成药力的帮助下，逐渐恢复自身的功能方为上策。

第一节　补气剂

补气剂用得最多的就是补肺气、补脾气、补肾气。因为肺为主气之枢，脾为生气之源，肾为元气之根。其中补脾气、补中气是补益的关键，因为脾胃位居中焦，为气机升降的枢纽，脾气旺，上能奉养于肺，下能运达于肾，即所谓"先天生后天，后天养先天"，所以古人创制的补气剂以补中气、补脾气的为多。

应用补气药时往往要配伍一些行气、理气的药，因为气虚时气本身的运行、升降的功能不足，单用补气药容易产生气壅。气虚，其本身的动力就不够，再用甘缓的药，一缓就壅在那里导致气机不通，影响到脾胃的运化，使脾胃更弱，方药的功效也不易发挥。因此在补气当中，经常配伍一定的理气、调气和行气药，这样才能做到补而不滞、补而不壅。

四君子汤

（《太平惠民和剂局方》）

【组成】 人参去芦（10 g）　　白术（15 g）　　茯苓去皮（15 g）　　甘草炙，各等分（6 g）

【用法】 为细末，每服二钱，水一盏，煎至七分。通口服，不拘时，入盐少许，白汤点亦得。（现代用法：水煎服。括弧中用量为平时处方成人常用量。）

【功用】 益气健脾。

【主治】 脾胃气虚。面色萎黄，语声低微，四肢无力，食少或便溏，舌质淡，脉细缓。

【方解及心得】 四君子汤就四味药，人参、白术、茯苓、甘草。它是补气的基本方剂，具有益气健脾的作用，通过益气健脾就能把饮食的精微化生为气，还可转化为血，使人体的运化、生化功能得到加强和恢复。

脾气虚弱时临床可见饮食减少，或者食而不易消化，大便或见溏薄，四肢困倦无力；由于中气不足，肺气也就虚，出现语音低弱。单纯的脾胃虚弱证比较少见，多数可见于大病久病之后气虚不复，中气亏虚，运化失健，这就是它的适应证。本方的特点是药味少，药量亦轻，甘温平和，温而不热，温而不燥，补而不壅，犹如宽厚平易近人的君子，故名四君子汤。

这看似是很简单的一个方子，但可以折射出古代医家考虑周全的理法处方思路，其一改既往大剂量甘温醇厚之剂，选择小量慢补，一步一个脚印来达到补而不滞、补而不壅的目的。正如《内经》所说"少气者……补阳则阴竭，泻阴则阳脱。如是者，可将以甘药，不可饮以至剂"。

在具体应用时还有一些加减，四君子汤加上一味芳香的陈皮叫作异功散，陈皮是行气健胃的药，能够加强本方的补气作用，使脾胃的功能恢复得更快一些，做到补气而不壅；治疗四君子汤证而有痰，如痰白而易吐，量稍多者，再加姜半夏叫六君子汤；如胃脘稍胀，舌苔白腻现虚实夹杂之证者，应加理气芳香化湿之木香、砂仁，名香砂六君子汤。

参苓白术散

（《太平惠民和剂局方》）

【组成】 莲子肉去皮，一斤（500 g）　　薏苡仁一斤（500 g）　　缩砂仁一斤（500 g）　　桔梗炒令深黄色，一斤（500 g）　　白扁豆姜汁浸，去皮，微炒，一斤半（750 g）　　白茯苓二斤（1 kg）　　人参去芦，二斤（1 kg）　　甘草炒，二斤（1 kg）　　白术二斤（1 kg）　　山药二斤（1 kg）

【用法】 为细末，每服二钱（6 g），枣汤调下，小儿量视岁数加减。（现代用法：作汤剂煎服。用量按原方比例酌情增减。括弧中用量为平时处方成人常用量。）

【功用】 益气健脾，渗湿止泻。

【主治】 脾胃虚弱。食少，便溏，或泻，或吐，四肢乏力，形体消瘦，胸脘闷胀，或心悸，面色萎黄，舌苔白，质淡红，脉细缓或虚缓。

【方解及心得】 参苓白术散就是在四君子汤的基础上，加山药、扁豆、莲子、薏苡仁、砂仁、桔梗而成，是一个健脾和胃的常用方剂。为了便于记忆，自己初学时编了一首方歌："参苓白术炒扁豆，桔梗山药莲子肉；再加砂仁薏苡仁，和胃祛湿顾标本。"其所治脾胃气虚证与四君子汤证大致相同。但是它治疗的症状更重一些，范围也更广一些，除了健脾益气治疗脾气虚外，还可治疗脾气虚所导致的宗气虚。所谓宗气是指由脾之运化所产生的水谷之精气和自然界的清气混合而成的。《内径》有云："中焦受气取汁，变化而赤，是谓血。"这个水谷之精气的主要成分就是血，与清气结合就成了含氧的动脉血，这与古典医籍描述的情景是一致的。它具有两个方面的功能：一是行呼吸，一是贯心脉以主血的运行。《灵枢·邪客》说："宗气者，积于胸中，出于喉咙，以贯心脉而行呼吸焉。"

所以临床上见到在脾虚证的基础上出现了肺气虚的表现诸如气短、胸闷、面色萎黄，甚至月经量少等，均可用本方加减治疗。方中山药补脾气，固涩脾津，还能滋养脾阴，白术能益气健脾，白扁豆具有健胃消食、祛湿的作用。薏苡仁，主要是在补脾气的基础上，通调水道、祛湿，通过祛湿又能畅通中焦气机。因为脾虚可致水湿内停，转而又会困脾气。通过这样的配伍，可以温而不燥，祛湿而不伤阴。莲子补脾养心，止泻，还可以交通心肾以涩精，治疗由脾气虚进而发展为心气虚所导致的心慌、气短。

砂仁和豆蔻仁的作用靶点都是中焦，都能温脾暖胃。运用时要根据中焦虚寒的程度来加以区别，中焦寒湿重者用豆蔻仁，轻者用砂仁。另外湿困中焦的用豆蔻仁，如果用于下焦，就需用入肾经的砂仁。

本方还有个特点就是配伍了桔梗。桔梗具有升提的作用，入肺经，能载药上行，能够开肺气、祛痰止咳。用桔梗还得从脾肺之气相生的关系和通调水道的方面来理解，通过培土生金使得水谷之精气上归于肺，当肺气得到充实，功能完善以后，就既可以升，也可以降了。降就能通调水道，下输膀胱，有利于祛湿，并且通过祛湿又能健脾。

我在临床上主要是用本方来治疗脾虚证，最常见的症状有乏力，纳差，大便稀不成形，或胃脘饱胀不适，舌淡苔白腻或不腻，脉细弱。关键是要抓住脾虚证为主，再兼及其他。曾治疗一女性患者，31岁，有上述症状表现，予参苓白术散治疗，处方：党参30克，白茯苓30克，白术15克，炒桔梗十二克，薏苡仁30克，砂仁6克，炒白扁豆30克（打碎），炙甘草6克，莲子肉30克，山药30克。12剂，水煎服，每日一剂。服毕诸症悉除，随访半年未再复发。

此外我还应用该方加益母草 30 克、当归 12 克、生黄芪 30 克、芡实 30 克，来治疗临床表现为脾虚证，长期蛋白尿不得消除的"慢性肾炎"的病例，以及精微下注，精关不固，尿糖不得消除的"糖尿病"的病例，均取得了满意的疗效。

补中益气汤

（《脾胃论》）

【组成】 黄芪病甚，劳倦热甚者一钱（30 g）　　甘草炙，各五分（6 g）　人参去芦三分（10 g）　　当归酒焙干或晒干，二分（12 g）　　橘皮不去白，三分（12 g）　　升麻三分（5 g）　　柴胡三分（5 g）　　白术三分（12 g）

【用法】 上药㕮咀，都作一服。水二盏，煎至一盏，量气弱气盛，临病斟酌水盏大小，去滓，食远，稍热服。（现代用法：水煎服。亦可应用丸剂，各大药店有售，温开水或姜汤下。括弧中用量为平时处方成人常用量。）

【功用】 补中益气，升阳举陷。

【主治】 1. 脾胃气虚证。症见发热，自汗，渴喜温饮，少气懒言，体倦肢软，面色㿠白，大便溏而不畅，脉洪而虚，舌质淡，苔薄白。2. 脱肛、子宫下垂、久泻、久痢及久疟等气虚下陷、清阳不升诸证。

【方解及心得】 补中益气汤是以补中益气、升阳举陷见长。方歌："补中参草术归陈，芪得升柴效更神。"是临床常用的方剂之一。虽然它的适应证很多，但我多用它来治疗脏器下垂，且以胃下垂、子宫脱垂为主。其中胃下垂以农村的中年女性较多，原因是这类人要干农活、带孩子、做饭、伺候公婆，终年劳顿，吃饭不定时，且冷热不均，久而久之便形成了慢性胃病，即胃下垂。其机理是固定或"捆绑"胃的韧带松弛了，现代医学又称之为"胃瘫"。主要表现为胃脘撑胀感，食后加重，劳则加重，胃肠钡餐透视提示胃下垂，胃肠蠕动能力较差。

治疗这类疾病就是补脾益气，升阳举陷。处方：黄芪 30 克，党参 30 克（人参较贵，非富贵人家不能久服），当归 12 克，陈皮 12 克，升麻 3 克，柴胡 3 克（因药材近年来质量下降，用量调至 5 克），炙甘草 6 克。水煎服，每日一剂。通常三十剂药能够见效，但要遵医嘱，平卧静养，不得劳累，不得气恼，否则就不易见效。遇有不效者可辅以针灸，即用 8 寸毫针自上脘进针，沿皮里肉外下行至下脘，得气后慢慢上提，循环往复数次，这样就能辅助药力发挥。

有一子宫脱垂医案：女性，37 岁，慢性支气管炎病史 10 余年，每遇秋冬季节发病，咳嗽咯痰，动则喘促，素体肺虚，适逢新产后下床活动太早，烦劳过度患子宫脱垂。刻下症：咳痰色白，喘促，自汗，乏力，纳差，舌质淡红，舌苔白腻，脉细弱。中气下陷，无力升提，又脾为后天之本，肾为先天之本，先天生后天，后天养先天；又脾与肺的关系是相生关系，今脾气一虚，上不能归于肺以奉肺金，下不能养于肾以行固摄收纳之功，而致子宫脱垂，终致肺脾肾三脏俱损。治当宣肺化痰，益气补中，收涩固肾。处方：人参 10 克，白术 12 克，当归 12 克，陈皮 12 克，炙黄芪 30 克，升麻 5 克，柴胡 5 克，苎麻根 30 克，川续断 15 克，桑寄生 15 克，炙紫菀 12 克，炙冬花 12 克，炙麻黄 5 克，炒杏仁 10 克，炙甘草 6 克。十二剂，水煎服，每日一剂。嘱其平卧，让子宫回纳腹中，7 ～ 10 天之内减少站立。

二诊：服用十二剂毕，痰减，咳喘平，子宫回纳腹中，10 天后站立子宫已复位，乏力、自汗消失，纳食恢复正常，舌苔渐化，大便通畅。效不更方，按原方隔日一剂，继服五剂调理善后。

再有久热不退医案：男性，47 岁，不明原因发热半年，平素身体健康，曾在某地市级人民医院就诊和住院，未能有明确诊断，治疗效果不著，因而愤而出院。出院后体温持续在 37 ℃ ～ 37.7 ℃之间，以下午为重，不恶寒，热甚时感口渴，口渴却喜热饮，心烦，乏力，自汗，劳则益甚，舌淡苔白，脉浮大沉取无力。综合脉证，辨证为气虚发热。发热下午重，下午为阳中之阴，说明是气虚、阳虚。气虚则清气不升，心神失养，故心烦；又气虚则气不布津，故口渴；发热不喜冷饮反喜热饮说明不是真正的实热，而是虚热；阳气虚不能御外，不能固表，故有自汗出。本人想起李东垣有"甘温除大热"之论，半信半疑，心中并无胜算。遂处方：黄芪30克，人参10克，当归12克，升麻3克，柴胡3克，白术12克，炙甘草6克，陈皮12克，麦冬15克，大枣3枚。六剂，每日一剂，水煎服。本方加麦冬，清虚热，安心神，生津液，除烦止渴。服药时间定在上午的11点之前。并嘱其服药期间勿过劳，远房帏，饮食清淡，情绪稳定。

二诊：诸症悉除，体力渐增，饮食增加，二便如常，嘱其继服六剂调理善后，随访月余未再复发。

以上案例是我多年来治验中的代表，无论什么病只要符合中气不足、中气下陷的病机，就可以使用该方。在应用本方时要注意方中的剂量搭配，其中升麻、柴胡的剂量一定不要大，剂量大了其作用和性质就变了，变得面目全非了。方药组成很有讲究，主要是甘温的药，这样药性比较缓和，而不是辛温的或辛热的，否则的话容易伤阴耗气。方中还有一味活血养血的当归，当归是甘温的，以方测证的话还应有血虚，因为气虚久了生血乏力，用当归补血能够担当此任。古人的每一个方子之所以能够流传下来，都是经过大浪淘沙遴选出来的，是经得起临床检验的，千万不能由着自己的性子，随意更改方中的药物。

生脉散（又名生脉饮）

（《内外伤辨惑论》）

【组成】 人参五分 (10 g)　　麦冬五分 (30 g)　　五味子七粒 (9 g)

【用法】 长流水煎，不拘时服。（现代用法：一剂煎三次，一天服完。括弧中用量为平时处方成人常用量。）

【功用】 益气生津，敛阴止汗。

【主治】 1. 暑热汗多，耗气伤液。体倦气短，咽干口渴，脉虚细。2. 久咳肺虚，气阴两伤。呛咳少痰，气短自汗，口干舌燥，苔薄少津，脉虚数或虚细。

【方解及心得】 生脉散共三味药：人参、麦冬、五味子。为便于记忆通常说成"麦人味"。它治疗热病之后因气伤、汗出阴伤所致的气阴两虚证。主要的临床表现：乏力，或气短，口渴欲饮，舌红或嫩红，苔薄欠润或干，脉虚数。

因为热邪所伤，热久耗气，气伤无力鼓动血脉，热邪迫津外泄耗伤阴液，使其无力充盈血脉，所以出现脉虚数。因此先用人参大补元气，在补元气的基础上再用麦冬补阴增液，把这两个药合起来作为君臣相配，补气养阴。由于大热耗气，所以要用五味子收敛耗散之气。在前面的小青龙汤中五味子是收敛肺气的，它除了收敛肺气之外，还可以温肾，敛心气。关于敛心气在历代本草诸如《神农本草经》《唐本草》《本草纲目》等书籍中较少讲到，仅唐代《备急千金要方》中提到，五月要食五味子养心气。因为五月是心气当令的时候，心气容易耗散。

因此，现代医家常常用生脉饮治疗冠状动脉供血不足所导致的胸闷、气短、乏力、动则出汗、舌红、脉细弱等，心电图提示 ST 段下移，T 波低平或倒置，可用生脉散加减。曾治一中年女性病人，表现如上所述，处方：高丽参 10 克，麦冬 30 克，五味子 6 克，黄芪 30 克，川芎 10 克，桔梗 12 克，瓜蒌皮 30 克，熟地 30 克，酸枣仁 30 克，炙甘草 6 克。服药十剂诸症悉除，而后做成水丸调理善后，并根据病情的稳定情况，阶段服用，至今 20 余年，冠心病未再进展。本方特点是用药动（理气）静（补气）结合，补泻同施，并佐以养心安神。

气阴两虚还可以表现在结核病患者身上，常常存在肺热肺燥，表现为咳而无痰，呛咳，干咳，舌红少苔，脉细数。加之结核菌存在广泛耐药性，抗结核药三联用药很常见，使得部分患者的临床症状长期得不到改善，这种情况本人常用生脉饮合青蒿鳖甲汤化裁来补肺气，养肺阴，清退虚热，大多数患者的病情均能得到改善。

第二节　补　血

　　学习补血剂，首先要明确几个问题：血从哪里来的？有什么样的生理功能？又有什么样的病理变化？早在《黄帝内经》中就有记载："中焦受气取汁，变化而赤，是谓血。""营气者，泌其津液，注之于脉，化以为血，以营四末，内注五脏六腑。""食气入胃，浊气归心，淫精于脉。"这几句说明了我们的血是由饮食物中的精微物质转化而成。血是有形之物，能润养五脏六腑及四肢百骸。故《黄帝内经》又说："人卧血归于肝，肝受血而能视，足受血而能步，掌受血而能握，指受血而能摄。""血主濡之"。总之，人们的一切活动离不开血的支撑，即所谓"以奉生身，莫贵于此"。

　　从病理上来讲，由于某种原因一旦产生了血的生成不足或过量失血，而致血虚不能上奉于脑，就容易产生头晕；由于血虚肝血不足，眼睛就会视物不清，目眩；肝藏血不足，心血亏虚致血不养心，产生心悸失眠，血虚生热；虚热以后就可致神不守舍而引起心神不安，因而产生心悸；或因为心肝血虚，心肝俱热，神魂不能安舍，阳不入阴，所以失眠。

　　心主血脉，其华在面，心血虚就会导致面色无华或面色萎黄。肝藏血，其华在爪，肝血虚就会导致爪甲色淡或易脆裂。另外，肝为女子的先天，肝血虚还可导致女子月经量少，色淡，月经后期，甚至造成血不养胎，导致早产或堕胎等。

　　针对上述血虚的证候均可以用补血药加以解决。临床常用的方子有四物汤、归脾汤、八珍汤、十全大补汤。

四物汤

（《太平惠民和剂局方》）

　　【组成】　当归去芦，酒浸，炒（12 g）　　川芎（6 g）　　白芍（12 g）熟干地黄酒洒，蒸，各等分（熟地黄已有成品；干地黄，即生地黄晒干，用30 g）

　　【用法】　上为粗末，每服三钱，水一盏半，煎至八分，去渣热服，空心食前。若妊娠胎动不安，下血不止者，加艾十叶，阿胶一片，同煎如前法。或血脏虚冷，崩中，去血过多，亦加胶、艾煎。（现代用法；作汤剂，水煎服。一剂煎三次，早、午、晚空腹时服。括弧中用量为成人处方时用量）。

　　【功用】　补血调血。

　　【主治】　冲任虚损。月水不调，脐腹疼痛，崩中漏下。血瘕块硬，时发疼痛。妊娠胎动不安，血下不止，及产后恶露不下，积生瘕聚，少腹坚痛，时作寒热。

　　【方解及心得】　四物汤是众多补血方中的基本方，其他的补血方剂大多都是在它的基础上加减而成的。方用熟地、白芍、当归、川芎，每一味药都有各自的特点，有阴、有阳、有补、有行。其中熟地、白芍是补的，可以补血；当归、川芎是行的，可和血、行血；熟地、白芍是静的，为阴药；当归、川芎主动，为阳药。本方在补血当中兼有调和营血的作用，能治疗血虚营滞，虚中有滞，所以在妇科中常用到。此方加减变化很多，无论是胎前、产后还是月经期均可以用。妇科胎、产、经、带四大病，前三项均常用四物汤，带病有时也会用到。

我在临床中应用四物汤最常治疗的就是月经病。曾治一赵姓女，35岁，月经前5天就诊，面色萎黄无泽，月经后期量少色暗质稀，行经时少腹绵绵作痛，且微微发凉，舌质暗淡红，苔薄白，脉细弱。辨为气血两虚，还兼有阳气亏虚的情况，阳虚则胞宫失于温煦。治疗当补血和营，兼温阳益气。处方：熟地30克，当归15克，炒白芍30克，川芎10克，川续断15克，党参30克，甘草6克。5剂，水煎服，每日一剂。

方中将白芍改为炒白芍，在敛阴和营的基础上以增加它的温阳缓急止痛的作用，加续断是发挥温补肾阳的作用。冲脉者系于肾，血得温则行，得寒则凝。加党参、甘草补脾气，壮生血之源泉。

五剂服毕，二诊述，本次月经经色较前转红，经量略有增多，腹痛大减，脉象仍细弱。建议效不更方，守原方再进十五剂，分三次均在月经前5~7天服用，并忌劳累和生冷。

十五剂服毕，诸症悉除，月经的期、量、色、质均恢复正常，半年后如愿怀孕。

至于原书主治中关于"妊娠胎动不安，下血不止者，加艾十叶、阿胶一片……血脏虚冷，崩中，去血过多，亦加艾、胶煎"的用法，我还未遇到此类病例，也没有这方面的经验，还当慎重辨证后而用，最好还是中西医结合保胎以求万全。

归脾汤

(《济生方》)

【组成】　白术一两（30 g）　　茯神去木，一两（30 g）　　黄芪去芦，一两（30 g）　　龙眼肉一两（30 g）　　酸枣仁炒，去壳一两（30 g）　　人参半两（15 g）　　木香不见火，半两（15 g）　　甘草炙，二钱半（6 g）　　当归一钱（12 g）　　远志蜜炙，一钱（12 g）（当归、远志两味是从《校注妇人良方》补入）

【用法】 上药㕮咀，每服四钱，水一盏半，生姜五片，枣一枚，煎至七分，去滓温服，不拘时候。（现代用法：加生姜 6 g、红枣 3 ~ 5 枚，水煎服。或按上述剂量比例放大，作蜜丸，每丸约重 15 g，空腹时，每次服一丸，开水送下，日服三次。括弧中用量为平时处方成人常用量。）

【功用】 益气补血，健脾养心。

【主治】 1. 心脾两虚。思虑过度，劳伤心脾，气血不足。心悸怔忡，健忘不眠，盗汗虚热，食少体倦，面色萎黄，舌质淡，苔薄白，脉细缓。2. 脾不统血。症见便血，以及妇女崩漏，月经超前，量多色淡，或淋漓不尽，或带下。

【方解及心得】 归脾汤具有补气生血的作用，是补脾养心的一剂良方。临床上很常用，初学时自编方歌："参芪苓志枣，归元香术草。"方中的茯神，古代医家们为了增强它的安神作用用药比较讲究，现代基本不用了，用茯苓较多，其作用也差不多，差别在于茯苓抱松根而生，离松根较近的白色部分称为茯神，实际上是一个东西。方中人参是多年生草本植物，一般选用在大山的里面受纯净的雾露之溉生长至少 7 年的，可现在的人参多半是人工栽培的，生长年限不够，期间化肥农药也用，作用就打了折扣，也不是道地药材，价格还较昂贵，所以我常常用党参代替，当然对经济情况好些的患者也可用人参。

方中远志通常用作化痰止咳，动物实验证实其有扩张支气管、稀释痰液的作用。在这里主要是养心安神。《滇南本草》载，远志"味苦温，入心肝脾三经，养心气、镇惊、宁心……"《别录》认为远志可"定心气，止惊悸，益精"。《黄帝内经》云："心藏神，肝藏魂，肺藏魄，脾藏意，肾藏志。"远志有交通心肾的作用，它可以使心气通于肾，使肾气通于心。

方中枣仁补肝气，醒脾气，清肝胆之热，除心中之烦，其能安神就在于此。与远志配伍，养心安神、镇惊除烦之力益佳。因此就好理解本方为什么能治疗心悸怔忡、健忘不眠、食少体倦、面色萎黄诸症了。

纵观全方药物组成可分为 4 个层次：补气药、补血药、安神药、行气药。其中补气药味数多，量大，补血药仅两味药，当归和龙眼肉，本方主要是以补气来达到生血目的的。补气，这里主要是补脾气，脾为后天之本，气血生化之源，中焦受气取汁，变化而赤是谓血。脾气一振，升降有序，枢纽得转。但有个疑问，为什么补血药这么多不用，诸如熟地、阿胶之类，而偏偏用当归和龙眼肉呢？我想应该从两个方面来解释，第一，熟地、阿胶之流太过滋腻，易于困脾，致脾之运化不得健运；第二是医家本人的用药习惯。无论是出于哪种情况，在这里我也不能太过臆测了。

因为血虚易导致血不养心而惊悸失眠，所以加了远志和酸枣仁，清虚热，宁心神。此外还恐补气补血太过滋腻，所以加了一味木香行气防滞，可谓独具匠心。不管怎么说，归脾汤方验之于临床只要认证准确还是非常有效的。

二十世纪七八十年代，人们的生活质量还不高，营养水平较差，人们的劳动强度大，出现的劳伤心脾的情况多见；现代人虽然生活水平上来了，但生活工作压力较大，看病、住房、养老、子女上学等问题导致忧思伤脾，出现心脾两虚、气血两亏的情况比较常见。

曾治一吴姓女，45 岁，乏力体倦 2 月余，伴有健忘失眠、时有心慌，多梦，月经经色淡，经量少，经期短，面色萎黄，唇甲色淡，舌质淡，苔少，脉细弱。辨证为心脾两虚，气血两亏。治当益气健脾，养血安神。处方：人参 12 克，炙黄芪 30 克，茯苓 30 克，白术 30 克，酸枣仁 30 克，炙远志 12 克，当归 12 克，桂圆肉 20 克，炙甘草 6 克，木香 12 克，珍珠母 30 克。五剂，水煎服，每日一剂。每剂煎两火，每火煎 300 毫升，睡前两小时服下。嘱忌劳累及躁怒。

二诊：服药五剂，乏力改善，心慌失眠较前减轻，面颊略有红润，脉象较前有力。自述并无不适，遂建议继服原方十五剂，月经质量改善，诸症悉除。

当然临床还会遇到脾不统血的情况，症见妇女月经漏下不止，月经超前，量多色淡，这时可在原方的基础上加白芍 100 克敛阴和营，黄芩炭 12 克、棕榈炭 15 克、血余炭 10 克（包煎）、丹参 10 克以止血而不留瘀。治疗效果较好，一般 3~5 剂漏证即可解除。

炙甘草汤（又名复脉汤）

（《伤寒论》）

【组成】 甘草四两，炙（20 g）　　生姜三两，切（10 g）　　人参二两（15 g）　　生地黄一斤（30 g）　　桂枝三两，去皮（12 g）　　阿胶二两（11 g）　　麦门冬半升，去心（30 g）　　麻仁半升（20 g）　　大枣三十枚，擘（5 枚）

【用法】 上九味，以清酒七升，水八升，先煮八味，取三升，去滓，内胶烊消尽，温服一升，日三服。（现代用法：留下阿胶，其余各药，混合煎煮，取汁倒出，加入清酒 20 ml。另将阿胶加少量开水炖化，分三次入药兑搅匀服。一剂煎服三次，一天服完。括弧中用量为成人处方用量。）

【功用】 益气补血，滋阴复脉。

【主治】 1. 气虚血弱。脉结或代，心动悸，体羸气短，舌光色淡，少津。2. 虚劳肺痿。干咳无痰，或咯痰不多，痰中带有血丝，形瘦气短，虚烦眠差，自汗或盗汗，咽干舌燥，大便难，或虚热时发，脉虚数。

【方解及心得】 伤寒论第 177 条："伤寒，脉结代，心动悸，炙甘草汤主之。"这个方子很常用也很好用，条文中的脉结代是外在的病理状态，心动悸是患者内在的自觉感受，这类患者常常在心内科见得比较多。这里有个概念定义的问题，什么是结脉、代脉、促脉？这些脉都有在正常的心跳节律中突然来了一次停跳，也就是说中间有一个间歇，只不过有的停跳的次数多一些，有的少一些；有的间隙时间短一些，有的间歇时间长一些。脉缓有间歇、时间较短的为结脉。结脉是由于血中之气不利所致，可以有多种原因，这里面有血中之气虚，也有血中瘀滞。脉数而有间歇的是促脉。结脉和促脉都是经过治疗预后比较好的脉。一般多见于中老年冠心病、房性早搏、室性早搏、轻度的房室传导阻滞等。

只有代脉要引起重视，它的特点是脉缓而细涩，间歇较长，"代脉间歇不能自还"，且间歇没有规律，是各种心脏病发展到严重的时候才出现的。临床上多见于高度房室传导阻滞、病态窦房结综合征等。其间歇的长度标志着病情的轻重和心气的虚实。代脉说明了脏气衰微到了一定程度，一般都是器质性的病变，这时就必须用气血阴阳俱补的方法来恢复脉的正常跳动，所以古时又将此方叫作复脉汤。脉一旦恢复了正常，心动悸也就止住了，但要达到满意的疗效却很不容易。

曾治一倪姓患者，女，49岁，因其老母亲离世，心情过于悲伤，加之劳累遂出现心慌气短，失眠，易惊，纳差，二便尚可，脉结代且细弱。其面色萎黄，触诊手足末端发凉。辨证为心之气血阴阳俱虚。治当益气养血，滋阴复脉。处方：炙甘草20克，生姜10克，人参15克，生地黄30克，桂枝12克，阿胶11克（烊化），麦门冬30克，麻仁20克，大枣3枚（擘），生龙骨30克（打碎），牡蛎30克（打碎），酸枣仁30克（打碎）。

上药以水与清酒20 ml同煎，取汁倒出，另将阿胶加少量开水炖化，分三次入药兑搅匀服。一剂煎服三次，一天服完。

服药十二剂诸症悉除。该方的组方特点：温而不燥，补而不壅，滋而不腻，气血阴阳俱补。至于应用炙甘草汤治疗虚劳肺痿，目前尚缺乏验案，暂不赘述。

第三节 气血双补

　　气血双补适用于气血两虚的病证。补血剂中常常配伍补气药，因为气能生血，血能载气，气血皆由水谷精微所化生，两者相互依存，是人类生命活动不可缺少的物质。在过去，由于生产力落后，人们的生活水平长期得不到提升，优质食品得不到保证，食谱普遍单一，营养缺乏，在 20 世纪 80 年代初期的广大农村，因长期营养不良，气血两虚的病人较为常见。从对应的现代医学的病名来讲，缺铁性小细胞性贫血、巨幼细胞性贫血、再生障碍性贫血等皆属于此类。

八珍汤

（《正体类要》）

　　【组成】 当归酒拌，一钱（15 g）　　川芎一钱（10 g）　　白芍一钱（15 g）　熟地黄酒拌，一钱（30 g）　　人参一钱（10 g）　　白术炒，一钱（20 g）　茯苓一钱（30 g）　　甘草炙，五分（6 g）

　　【用法】 清水二盅，加生姜三片，大枣二枚，煎至八分，食前服。（现代用法：加生姜三片，大枣 5 枚，水煎服。括弧中用量为平时处方成人常用量。）

　　【功用】 补益气血。

　　【主治】 气血两虚。面色苍白或萎黄，头晕眼花，四肢倦怠，气短懒言，心悸怔忡，食欲减退，舌质淡胖，苔薄白，脉细而虚。

　　【方解及心得】 本方是由四君子汤和四物汤合并而成的复方，名叫八珍汤。主要治疗临床上表现为面色苍白或萎黄，头晕眼花，四肢倦怠，气短懒言，心悸怔忡，食欲减退，舌质胖淡，苔薄白，脉细而虚的病人。但在临床应用时要根据气虚、血虚孰轻孰重的程度来决定在补气或补血方面的侧重点。

当然古代医家在应用时还是非常灵活的，在八珍汤的基础上创制了两个附方，一个是十全大补汤，一个是人参养荣丸。十全大补汤是在八珍汤的基础上加上黄芪和肉桂，这就意味着在气血两虚的情况下，气虚要重一些，此外还兼有阳虚的情况，因此加强了补气温阳的作用，促使阳生阴长。肉桂是温肾阳的，肾阳是生命活动的原动力，肾中精血的化生全赖于此。我在临床上治疗气血两虚往往不用肉桂而用仙灵脾，但凡气血两虚偏于畏寒肢冷的患者皆可选用此方。

人参养荣丸是通过补气来加强补血的作用。这个方剂是在十全大补汤的基础上去掉一味川芎，防止香燥伤阴，另加上远志、五味子养心安神，加陈皮防止滋腻碍脾。归脾汤的功用与此方功效上比较接近，因此在临床上可视情况灵活选用。

我曾治疗一5岁的小女孩，聪慧懂事，不明原因地患上了"再生障碍性贫血"，表现为面、口唇、爪甲苍白色，舌淡白，脉象细弱。时有鼻出血，因家境贫寒住不起大医院，只好选择基层中医治病，辨证为气血两虚。处方：炙黄芪9克，党参6克，茯苓10克，白术6克，白芍6克，熟地10克，陈皮5克，当归5克，炙甘草3克，仙灵脾9克，大枣2枚。水煎服，每日一剂。服药十剂，自觉身上力气增加了，食欲较前增强，唯觉口咽发干。考虑药物有所偏燥，在上方基础上加上玄参10克，服药后有所缓解。

前前后后陆续服药百余剂，骨髓造血功能恢复正常。

泰山磐石散

(《景岳全书》)

【组成】　人参一钱（10 g）　　黄芪一钱（15 g）　　当归一钱（6 g）
川续断一钱（10 g）　　黄芩一钱（12 g）　　白术二钱（10 g）　　川芎八分(6 g)
　芍药八分（12 g）　　熟地黄八分（30 g）　　砂仁五分（6 g）　　炙甘草五分
（6 g）　　糯米一撮（15 g）

【用法】　水一盅半，煎七分，食远服。但觉有孕，三五日常用一
服；四月之后，方无虑也。（现代用法：一剂煎三次，早、午、晚空腹
时服。括弧中用量为改为汤剂时的成人常用量。）

【功用】　益气健脾，养血安胎。

【主治】　妇女妊娠，气血两虚。胎动不安或屡有堕胎宿患，面色
淡白，倦怠乏力，不思饮食，舌质淡，苔薄白，脉滑无力，或沉弱。

【方解及心得】　这个方子是我在学习妇科学的时候印象最深的方
剂，也是保胎常选的方剂，当时学习方剂时自编方歌："八珍汤中去茯
苓，黄芪川断与黄芩。再加砂仁与糯米，补养气血安胎真。主治气血
两虚证，倦怠食少坠胎沉。"

本方是在八珍汤的基础上，去掉茯苓，加黄芪川续断、黄芩、砂
仁、糯米而成。这里为什么去掉茯苓？是因为茯苓有渗利的作用，是
趋于下行的，容易动胎气。加黄芪是增强补气健脾之功：加川续断是
强腰固肾；加砂仁是因为其不仅能安胎还能调气，在众多的补气补血
药中能起到防壅的作用，从而使气血通利以固胎。

加黄芩有清胎热的作用，女子怀孕以后易于产生胎热从而出现心
中烦热，常常吃一些凉的水果会觉得舒服一些。同方中白术相配可称
为"安胎之圣药"。白术健脾气，糯米养胃气，使气血化生有源，让养
胎固胎有了物质上的保证。方中芍药敛肝阴，熟地既补肾精又补肝血，

因为肝肾同源又同为母子关系，补肾即补肝，补肝即补肾，精血充足就能固守胎元。该方原方剂量较小，应用方法是小量慢补，需长期应用方可达到目的。现代应用可改用汤剂水煎服，每日一剂，煎三次，兑匀分三次服用。

曾治一孕妇，33岁，家在农村，孕四个半月，因近日农活太重，初感腰酸背痛，继则小腹间歇性隐隐作痛，且阴道内流出少量红色的分泌物，恐胎儿难保寻求中医治疗。病人面色萎黄，腰膝酸软，舌淡红，脉两尺沉软。辨证属气虚血亏，脾肾俱虚，胎脉不固。治当益气养血，健脾补肾。方用泰山磐石散加减：人参10克，黄芪15克，当归9克，杜仲15克，桑寄生15克，黄芩12克，白术15克，芍药20克，棕榈炭（包煎）15克，血余炭10克（包煎），熟地黄30克，砂仁6克，炙甘草6克　糯米15克。五剂，水煎服，每日一剂；嘱其在家静养，切勿再劳累。五剂服毕，腰酸腹痛消失。嘱其无须再服，可平日增加一些优质水果、蔬菜，以补身体之需，助胎儿生长。

第四节　补阴与补阳

提起补阴就会想起肺阴、肝阴、肾阴这三个方面，在疾病的状态下这三个脏器的阴是最容易受伤的，但补阴的时候不能把这三个脏器分别割裂开来。人体是一个有机的整体，生理上相互联系，病理上相互影响，况且五脏是处于相生相克的关系链条中的。如肺为水之上源，肺与肾是"金水相生"的关系；肝藏血，体阴而用阳，内寄相火，肝之疏泄条达依靠肝阴和相火之间的平衡，而肝阴又要依靠肾阴的资助，属于"乙癸同源、精血互生"的关系。所以补肾阴就意味着补了肝阴、肺阴；补了肝肺之阴也就等于补了肾阴。因为"肾主一身之阴"，所以补肾阴才是补阴的根本。

当然即使是补肾阴也不要纯阴滋腻，因为"孤阴不生"，所以在补肾阴的同时也要加点补肾阳的药物，"阴得阳助则泉源不竭"；同理，在治疗肾阳虚证的时候，不要"纯阳辛热"，因为"独阳不长"，往往要配伍一点补肾阴的药物，"阳得阴助则生化无穷"。

一贯煎

（《柳州医话》）

【组成】 北沙参三钱（10 g）　　生地黄六钱至一两五钱（30 g）　　麦冬三钱（20 g）　　当归身三钱（12 g）　　枸杞子三钱至六钱（20 g）　　川楝子一钱半（5 g）

【用法】 水煎，去滓，温服。口苦燥者，加酒炒川连三至五分。（现代用法：水煎服。括弧中剂量为本人成人处方常用量。）

【功用】 滋阴疏肝。

【主治】 肝肾阴虚，血燥气郁。胸脘胁痛，吞酸吐苦，咽干口燥，舌红少津，脉细弱或虚弦，及疝气瘕聚。

【方解及心得】 我在临床上经常用此方，应用这个方子要紧扣它的主治范围，但凡遇到肝肾阴虚证所致的胁痛隐隐，腰酸腿软，两目干涩，咽干口苦均可应用此方。临床上慢性肝炎、肝硬化的患者经常出现类似的症状。肝开窍于目，肝阴不足不能濡养两目而出现两目干涩；肝之经络布于两胁，肝络失养而出现胁痛隐隐；肝肾同源，肝主筋，腰为肾之府，肝肾阴虚则易于出现腰膝酸软；肝主藏血，主疏泄，喜条达，体阴而用阳，因此肝肾阴虚也容易出现肝燥、肝热、吞酸口苦、咽干、烦躁失眠等气郁化火的症状。舌红少津、脉细弦都是肝阴虚的表现。

因此，在方剂中用生地作主药，麦冬、枸杞子为辅药，这就是针对肝阴虚而设，兼补肾阴。用当归身主要是补肝血，配北沙参以养肺阴。为什么要养肺阴呢？我认为肝阴虚容易导致肝气郁，气郁可以化火，木火可以刑金，从而导致肺的肃降功能失常，所以要养肺阴以固肺。方中还用了川楝子，川楝子有毒，且用量很小，主要是为防止肝阴虚导致气郁化火。这里的火是由于阴虚导致的虚热，与左金丸所治的肝脏的实火是有区别的，再结合舌苔的有无，脉象的有力无力就更容易辨别了。如有的患者出现吞酸口苦还可以加黄连、煅瓦楞子，咽干可加玄参，烦躁不眠可加酸枣仁、栀子。

曾治一中年女性，有慢乙肝病史十余年，近来不明原因地出现肝区隐隐作痛，两目干涩，咽干口苦，烦躁失眠，舌红少苔，脉弦细弱。辨证为肝肾阴亏。治当补肝养阴。处方：北沙参10克，生地黄30克，麦冬20克，当归身12克，枸杞子20克，川楝子6克，醋元胡20克，黄连5克，玄参30克。酸枣仁30克，五剂，水煎服，每日一剂。

二诊：服上方诸症减轻，效不更方。继服五剂而愈。

六味地黄丸（原名地黄丸）

（《小儿药证直诀》）

【组成】 熟地黄八钱（24 g）　　山茱萸四钱（12 g）　　干山药四钱（12 g）　　泽泻三钱（9 g）　　茯苓去皮，三钱（9 g）　　丹皮三钱（9 g）

【用法】 上为末，炼蜜为丸，如梧桐子大，空心温水服下。（现代用法：炼蜜和丸，每丸约重9 g，成年人每服一丸，日三次，空腹时服，温开水送下，或水煎服。括弧中用量为成人处方常用量。）

【功用】 滋补肝肾。

【主治】肝肾阴虚。腰膝疲软，头目眩晕，耳鸣耳聋，盗汗遗精，以及小儿囟开不合之症。或虚火上炎而致骨蒸潮热，手足心热，或消渴，或虚火牙痛，口燥咽干，舌红少苔，脉细数。

【方解及心得】六味地黄丸的方歌："地八山三（萸）四，泽苓丹各三。"这样连用药的用量比例都有了。它是补肾阴的基本方，是从肾气丸方中减去附子、桂枝而成。这个方剂的配伍特点首先是以肾肝脾三阴并补，而重在补肾阴。方中熟地黄补肾阴，益精髓，为君药，山茱萸酸温，滋肾益肝，山药滋肾补脾，共同构成"三阴"并补以收补肾治本之功，即所谓的"壮水之主，以制阳光"。其次是"补中有泻"，即泽泻配熟地而泻肾降浊，丹皮配萸肉泻肝火，茯苓配山药而渗脾湿，此即所谓的"三泻"。如此配伍突出了"补泻同施"的特色，也就是动静结合。纵观古人所有的补剂大多具备这个特点。补泻同施的另一个作用是还能防止滋补之品产生滋腻之弊。

六味地黄丸主治的症状主要是由于肾阴不足而致的腰膝疲软，头目眩晕，耳鸣耳聋，盗汗遗精，以及小儿囟开不合之症；或虚火上炎而致骨蒸潮热，手足心热，或消渴，或虚火牙痛，口燥咽干，舌红少苔，脉细数等。但在临床上最常见的症状主要有腰膝疲软，头目眩晕，男子有盗汗遗精，女子有骨蒸潮热、手足心热，或咽干口燥，舌红少苔，脉细数。整个的证候有一个发展的过程，并非一开始就有火旺，是先有肾阴虚，等肾阴虚到一定程度时，因为阴虚不能制阳，虚火在下妄动，火动后，阳不得入于阴而扰动精室，男子就出现盗汗梦遗，女子则出现潮热盗汗、手足心热的情况。心肾不交，阴虚不能上承则出现咽干舌燥，虚火上扰心神还可导致失眠。

这里说的火主要是虚火，此时如用体温计测体温的话，体温是正常的。它主要是阴虚不能制约阳气，虚阳浮越所致，而不是阳有余。所以方中没有用苦寒泻火的药物，而是用了具有涩精作用的山茱萸和通过补脾肺气以涩精的山药。山药补涩精的同时能收涩上浮的阳气，使虚火更好地下潜于肾，从而达到治愈疾病的目的。

后世医家根据临床的具体情况和五脏生理、病理上的联系和影响，在此方的基础上加减变化演绎出了不少的方剂。下面介绍其中的一二：

知柏地黄丸：是在六味地黄丸的基础上加知母和黄柏而成，具有滋阴降火的功效。它的适应证除了阴虚表现外，最突出的是火旺情况，特别是骨蒸和潮热，另外梦遗的情况也比较频繁。这时就需要适当地加一些苦寒泻火的药，把虚火相火一清，肾的真阴就能保存下来。

杞菊地黄丸：是在六味地黄丸的基础上加枸杞子、菊花而成，是考虑到肾阴虚往往连累到肝阴之故。肝开窍于目，肾精上承于目。故主要表现为眼睛干涩，视物模糊，特别是看东西时间不能长，时间久了眼睛发胀、比较累。因为"肝受血而能视"，眼睛出问题就说明有肝肾阴血不足的情况。在这样的情况下，要加补肝阴、清肝热的药，所以加了枸杞子和菊花。

麦味地黄丸：即生脉饮去人参合地黄丸组成。此方主要是针对治疗肺阴、肺气虚羸的问题，其虚喘合并潮热盗汗的表现在慢性肺系疾病中常常见到。

七味都气丸：就是在六味地黄丸的基础上加五味子。它治疗的是肾阴虚而有虚火，同时伴有气上逆而虚喘的症状。本方主要是用五味子酸收加强肾的纳气作用。

耳聋左慈丸：是治疗耳鸣耳聋的一个方剂。因为与耳有联系的脏腑较多，从《内经》而言，肾开窍于耳；从经络循行来说，肝胆的经络与耳都有关联。说明肾虚能影响听觉，产生耳鸣、耳聋；肝胆的相火也能产生耳鸣、耳聋；除此以外，还有中气虚清阳不升也能产生耳鸣、耳聋。所以单纯看到耳鸣、耳聋这个症状不能就用这个丸药。该丸药只能治肾虚、肾气不足所产生的耳鸣、耳聋。它是在六味地黄丸的基础上加了柴胡、磁石、五味子三味药，它是根据清阳需升、肾气需足这两个不同的需要来配伍的。

曾治一王姓男子，39 岁，新婚不久，平素健康。近来头脑昏昏沉沉，两目干涩，健忘，腰膝酸软，走起路来好像双脚踩在棉花上，上楼梯有点发喘，不欲饮食，舌红，苔薄腻，脉两尺沉细无力。辨证为肝肾阴亏。治当滋补肝肾。处方：大熟地 30 克，炒山药 12 克，枸杞 12 克，山萸萸 12 克，川牛膝 12 克，泽泻 9 克，茯苓 9 克，丹皮 9 克，五味子 6 克。水煎服，每日一剂。

嘱其勿过劳，暂禁房事。前后服用十剂，诸症悉除。后予六味地黄丸调理善后。

肾气丸

（《金匮要略》）

【组成】 干地黄八两（240 g）　　薯蓣（即山药）四两（120 g）　　山萸萸四两（120 g）　　泽泻三两（90 g）　　茯苓三两（90 g）　　牡丹皮三两（120 g）　　桂枝一两（30 g）　　附子一两，炮（30 g）

【用法】 上八味，末之，炼蜜和丸梧子大，酒下十五丸，加至二十五丸，日再服。（现代用法：混合碾细，炼蜜和丸，每丸重 9 g，早、晚各服一丸，水送下。或根据原方用量比例变换药量，水煎服。括弧中用量为平时处方成人常用量。）

【功用】 温补肾阳。

【主治】 肾阳不足。腰痛脚软，下半身常有冷感，少腹拘急，小便不利，或小便反多。尺脉沉细，舌质淡而胖，苔薄白不燥。以及脚气、痰饮、消渴、转胞等症。

【方解及心得】 但凡学过中医的人都知道肾气丸是补肾阳的，也可以说是补肾气的。从理论上讲都很明白，但具体怎么用，还得在临床应用时用心体会，你就是把它的主治范围记得再熟，也不一定能够对号入座。这里有我的几个病例分享给大家。

医案一：某男，70 岁，主诉牙齿松动，不能咀嚼 2 月余，纳食、睡眠、二便基本正常，舌淡红，脉细弱。当时我让患者张开嘴，患者用舌尖向前一推下面的一排牙齿，于是前面的牙齿就倒下了，借助口唇向内一吸牙齿就往里倒，上面的牙齿也同样。刚开始以为是老人装的"义齿"，实际上就是老人自己的牙齿。没有明显的肾阳虚的证候，亦没有牙龈肿痛和糜烂，内心沉思，辨什么证呢？心里没底，想到牙齿与骨的关系比较密切，与肾的关系比较密切，应该属于肾气虚、肾气不固的一种形式吧，于是给予金匮肾气丸加减：熟地30克，山药15克，泽泻15克，山茱萸12克，茯苓15克，丹皮12克，制附子10克，桂枝9克。五剂，水煎服，每日一剂。

二诊：患者感牙齿活动较前有所减轻，且无其他不适。遵前法继服十剂，牙齿坚固，不易倒伏，我感到方法对路，遂让患者继服金匮肾气丸中成药调理善后。

类似的病例以往没有经验，亦未见报道，考虑老年患者生命机能衰退，肾气渐衰，天癸将竭，主骨生髓的功能低下，所以应用此方而愈。

医案二：一老年女性患者，78岁，近两年视力逐渐下降，以至于相距3~4米的熟人只能看见面部的轮廓。感到问题严重，其子女带她前往某三级甲等医院眼科就诊，诊断"白内障"。查体所见玻璃体浑浊，视网膜缺血病变，恐手术效果不好，于是放弃手术，寻求中医治疗。其舌虽红，但少苔，脉沉迟虚，乃真阴已亏。我认为肝肾同源，乙癸同源，精血互生，肝开窍于目。中医五轮学说认为瞳仁为肾所主，肾精亏虚不能上荣于目，故视物模糊。初予六味地黄丸不效，又转而考虑其年老，命门火衰，不仅有阴虚，常常阴阳两虚，只有补阳益精才能化气上承濡目，于是予金匮肾气丸加减：熟地30克，山药15克，泽泻15克，山茱萸12克，茯苓15克，丹皮12克，制附子10克，桂枝9克，枸杞子15克，菊花9克，蝉蜕6克。五剂，水煎服，每日一剂。

服后眼睛视物明显进步，视线模糊较前缓解。效不更方，继前方再服五剂，视力恢复正常。

医案三：老年女性，76 岁，尿频急痛，尿路灼热，小腹拘急，每日小便 10 余次不等，淋漓不尽，不发热。曾在地市级三级甲等医院就诊，化验肝功能、肾功能、血常规、尿常规、尿培养，均无异常，B 超显示肝胆胰脾肾正常，甚至妇科检查亦未发现异常。按中医淋证之湿热淋给予"八正散"做汤加减治疗，服药十余剂，不效。因少腹拘急，遂考虑按气淋给予"沉香散"加减，服药五剂亦不效。患者病情加重，最后我改变思路，转向肾阳虚方向考虑。肾阳虚，肾开窍于前后二阴，司开阖，主二便。肾阳虚就不能蒸腾汽化，膀胱开阖失度，失于固摄，试用金匮肾气丸加减：熟地 30 克，山药 15 克，泽泻 15 克，山茱萸 12 克，茯苓 15 克，丹皮 12 克，制附子 10 克，桂枝 9 克，黄柏 12 克，知母 6 克。五剂，水煎服，每日一剂。

服药五剂，诸症明显缓解。效不更方，继服五剂，诸症痊愈，遂改用中成药金匮肾气丸调理善后。

医案四：老年男性，70 岁，素有喘疾，近半月出现双下肢水肿，自感下半身怕冷，咳吐咸黏痰，黏而不稠，舌淡苔白，脉沉细。辨证为肾气阳两虚，肾气虚不能纳气，肾阳虚不能温暖下元，不能气化蒸腾水液，在上就会泛为"咸痰"，在下就会变成"浊水"而沉积在局部。考虑患者素体久虚，补益时不能峻补，必须在补阴的基础上补阳，这样就可以使得阳气缓缓而生，也使得阳气在受补的同时不至于伤阴，即所谓"少火生气"。我想这也是为什么叫作肾气丸的原因。从治疗原则来讲，古代医家就有"病痰饮者，当以温药和之""夫短气有微饮，当从小便去之，苓桂术甘汤主之，肾气丸亦主之"之论。因此给予肾气丸加减：熟地 30 克，山药 15 克，泽泻 30 克，山茱萸 12 克，茯苓 30 克，丹皮 12 克，制附子 10 克，桂枝 10 克，车前子 30 克（包煎），怀牛膝 12 克，炙麻黄 6 克。七剂，水煎服，每日一剂。

患者服七剂而愈。本方加车前子、怀牛膝，又名济生肾气丸。一个血分药，一个气分药，都属于好动的药，怀牛膝是行血分之水，车前子行气分之水。加炙麻黄的目的是宣肺，通调水道，使水肿的水从小便而出。

第七章　理气剂

理气剂是以芳香与辛散的药为主组成，专门用来调理气机的一类方剂。这一类方剂临床应用较为广泛，选用理气剂来治疗疾病时，必须要明确几个问题：

第一，气虚、气实的问题。比如说，来就诊的患者述说胃脘有撑胀感，如果不仔细询问病史，不做任何检查，往往会误认为是肝胃不和、肝郁气滞的气实证，于是乎就给予理气和行气的药，初服药时会感到有效，但几服药下来就不那么有效了，经过检查确诊为"胃下垂"，乃中气下陷的气虚证，中气下陷，从而产生了胃胀感，不能升提致胃肠蠕动减慢，导致饮食物的消化、吸收过程延长了，因此就需要用补气的药升提中气。所以理气剂是用来治疗气实病证的。

第二，气的升降问题。这个好理解，正常情况下，脾气主升，肺气和胃气主降，升降有序才能维持正常的生理功能，如果本应降的不降，就得用下气或降气的方药。

第三，气与血的关系。气行则血行，气滞则血瘀；气为血之帅，血为气之母。所以在应用理气药的同时要或多或少地配伍一些活血或调血的药物，这样会使治疗的效果更好一些。

另外引起气机失常的原因还有寒、湿、痰、虫积等。要根据原因来用药，分别配伍祛寒的，化湿的，化痰的、驱虫的药物，这样疗效才能事半功倍。

第一节　行气

《素问·至真要大论》载有"结者散之""逸者行之""抑者散之"的指导原则，给我们在临床上治疗气结、气逸（奔逸乱窜之气）、气抑之类的疾病提供了理论依据。临床主要见于肝气郁滞、肝胃气滞、肝胃不和、肝脾不调等证。需通过疏导来行之、散之，使气机的运行恢复正常。但如果失治、误治，气行逆乱时间久了，就必然会导致某个局部的不通，"不通则痛"，不通就会导致有形之邪，如食积、水停、血瘀、痰结等。所以在应用行气药时要适当地配伍与有形之邪相应的药物。

越鞠丸

（《丹溪心法》）

【组成】　苍术（15 g）　　香附（20 g）　　川芎（12 g）　　神曲（15 g）栀子各等分（10 g）

【用法】　上为末，水丸如绿豆大。（原书未著用法用量。现代用法：水丸，每服6~9 g，温开水送服。亦可按原方用量比例酌定，作汤剂煎服。括弧中用量是本人常用成人处方量。）

【功用】　行气解郁。

【主治】　气郁所致胸膈痞闷，脘腹胀痛，嗳腐吞酸，恶心呕吐，饮食不消等症。

【方解及心得】 行气的第一个方剂是越鞠丸,方歌称:越鞠丸治六郁侵,气血痰火湿食因。它是五味药治六种郁,我认为是以治疗气郁为先的。因为"百病皆生于气"。越鞠丸是理气剂,它统管六般郁,是各方兼顾的通用方。它所治的是气不舒,病在中脘,表现为胸膈痞闷、脘腹胀痛、嗳腐吞酸、恶心呕吐、消化不良,这些症状在临床上不可能面面俱到,但必定有气郁不畅的症状。本方症状较轻,一般用作丸剂调理即可解决问题。如果这几种郁证有所侧重可随证加减,血郁的重用血药,食郁的重用消导药,湿郁的重用化湿健脾药。这就是越鞠丸用药配伍的主要技巧。

金铃子散

(《素问病机气宜保命集》)

【组成】 金铃子 玄胡各一两(各30 g)

【用法】 为细末,每服三钱,酒调下。(现代用法:为末,每服9 g,酒或开水送下。亦常按原方用量比例作汤水煎服。括弧中用量为本人成人处方用量。)

【功用】 行气疏肝,活血止痛。

【主治】 肝郁有热。心腹胁肋诸痛,时发时止,口苦,舌红苔黄,脉弦数。

【方解及心得】 金铃子散就两味药,金铃子和玄胡(又称延胡索、元胡,为避开明代皇帝朱元璋的元字,故改称玄胡)。方子比较小,临床上单用的机会比较少,往往根据病情需要与其他方剂合用。金铃子就是川楝子,具有疏肝行气,清肝泄热的作用,还能止痛;而玄胡是行气、和血、止痛的药,又称为血中之气药,气中之血药。这两个药合起来能治由气郁、气滞而导致的疼痛。在慢性乙型肝炎和丙型肝炎患者中只要遇到胁腹刺痛的就可用，疗效还是不错的。但更多的时候还要加减配伍，特别是在肝硬化患者中，主诉两目干涩、舌红少苔的，要加上一些养肝阴的药疗效才会好一些。川楝子因为有小毒所以不能大量，我在临床上用时一般是以 6 克为宜，况且川楝子偏于苦燥易于伤阴。元胡经醋炒入肝经，疗效比生用要好，但要醋的质量好、药材好，效果才会好。现在市面上所售药材也分为三六九等，有时候辨证没错但效果不好，往往想不到是药材的质量问题这一层面。所以我们在会行医开方的同时也要学点辨别药材质量的知识。

　　现在有从元胡当中提取有效成分元胡索而制成的止痛片，用于治疗一切疼痛，但往往效果不好。不好的原因就在于没有按照中医的辨证来用药。因为引起疼痛的原因有多种，有痰饮、有瘀血、有气滞、有热壅，不同的病因用药就不同，所以要审因论治。山东中医药大学博士生导师、全国名中医药专家丁书文教授曾经说过："中药之所以叫中药，是因为它是在中医基础理论的指导下应用的。唯成分论有点失之偏颇。"

　　当然金铃子散不单可治疗肝病，还可以治疗月经病、痛经、带下病、阑尾炎、胰腺炎等，但前提是符合肝郁有热的病机或在此基础上进行必要的配伍。

　　【附方】 延胡索散（《济生方》）当归去芦，浸酒，锉、炒　延胡索炒，去皮　蒲黄炒　赤芍药　肉桂不见火，各半两（各30 g）　片子姜黄洗　乳香　没药　木香不见火，各三钱（各9 g）　甘草炙二钱（各6 g）　上药㕮咀，每服四钱，水一盏半，生姜七片，煎至七分去渣，食前温服。功用：行气活血，调经止痛。主治：妇人室女七情伤感，逐使气与血并，心腹作痛，或连腰胁，或连背膂，上下攻刺，经候不调，一切血气疼痛，并可服之。

半夏厚朴汤

（《金匮要略》）

【组成】　半夏一升（12 g）　　厚朴三两（15 g）　　茯苓四两（15 g）
生姜五两（9 g）　　苏叶二两（9 g）

【用法】　以水七升，煮取四升，分温四服，日三夜一服。（括弧
中用量为平时处方成人常用量。）

【功用】　行气散结，降逆化痰。

【主治】　梅核气。咽中如有物阻，吐之不出，咽之不下，胸胁满
闷，或咳或呕等。

【方解及心得】　在《金匮要略》中对半夏厚朴汤这个方剂的证描
述得很简练，"妇人咽中如有炙脔"。就是有个东西贴在咽喉部吞之不
下，吐之不出，过去讲像一个"梅核"，实际上在临床上大多数患者描
述感觉就像有一点"黏痰"，贴在那里，吐之不出，咽之不下，即使用
力咳出一些黏痰，原有的感觉仍然存在，还有的患者述说咽中就像一
个小的"火柴杆"挡在那里。某些西医的专家诊断此类病为"咽炎"，
但我认为它和西医的咽炎不能"对号入座"，因为有些慢性咽炎无论是
用治疗咽炎的药还是用半夏厚朴汤均不见效果。

事实上我在临床上应用这个方就是紧扣它的主治范围，紧扣它的
病机"气滞痰郁"，这个痰不是视之有形、吐之可见的"有形之痰"，
而是"无形之痰"。仔细询问病史大多都有近期"生气"的病史，患者
本人感到自己憋屈，气郁得不到舒展，以至于出现"气滞液阻，气滞
水阻，液有余便是痰"，只有在这种情况下服用半夏厚朴汤才有效。但
凡有"梅核气"的患者大多集中在40～50岁的女性，这个年龄段的女
性容易生气，容易"钻牛角尖"，一遇到这种情况就会"咽中如有炙
脔"，再结合舌苔是白偏厚，或稍腻，或不腻，脉象两寸脉是滑脉，两

关脉可以是弦脉，也可以左关部弦脉明显一些，此时就可用原方，处方：清半夏 12 克，厚朴 12 克，苏叶 9 克，茯苓 20 克，生姜 9 克。如果舌苔有热象，可加竹茹 10 克、黄芩 12 克。有的患者吃得有效，往往把我的方子推荐给身边的人，照样获取了明显的疗效。

　　方中半夏能祛痰，能散结，能降气，前面讲的半夏泻心汤之半夏，它的作用也是这样。既能燥湿化痰，又能行气散结，所以在这个地方，治疗由于"痰饮"滞留影响了气道而形成吞不下、吐不出的梅核气，当然是非他莫属。半夏与厚朴合用，相得益彰。厚朴具有利胸膈间气的作用，特别是从《伤寒论》《金匮要略》中厚朴的应用来看，凡属胸部气郁的都用它。茯苓既能使被阻的津液上承于咽喉，又可助夏、朴降气除痰。苏叶既入气分又入血分，是肝、肺两经的药，在这里能行气疏肝和血，如没有苏叶也可以用苏梗代替，照样可以获取良好的效果。

枳实薤白桂枝汤

（《金匮要略》）

　　【组成】　枳实四枚（12 g）　　厚朴四两（12 g）　　薤白半斤（30 g）　桂枝一两（12 g）　　瓜蒌一枚，捣（30 g）

　　【用法】　以水五升，先煮枳实、厚朴，取二升，去滓，内诸药，煮数沸，分温三服。（括弧中用量为本人处方成人常用量。）

　　【功用】　通阳散结，祛痰下气。

　　【主治】　胸痹。胸满而痛，甚或胸痛彻背，喘息咳唾，短气，气从胁下上抢心，舌苔白腻，脉沉弦或紧。

　　【方解及心得】　本方在治疗冠心病的时候用得比较多。既然是治疗冠心病的机会多一点，那在什么样的情况下应用最好呢？咱先看看该方的药物组成：枳实 12 克，厚朴 12 克，薤白 30 克，桂枝 12 克，瓜蒌 30 克。这里面有枳实、厚朴，能破气、下气，再配瓜蒌宽胸理气。以方测证应该有"气滞胸中"的情况。引起气滞的原因很多，但在这里是寒凝，是由阳气不足，虚寒之气上逆所致，所以选桂枝来温通阳气，散寒。桂枝是辛温的，除寒气，通血脉，温通阳气。配薤白其温阳散寒的力量则更强。

薤白辛苦温而滑窍，《名医别录》有"温中散结气"的记载，它在这里有助于宣通阳气，开窍除痰。辛温的薤白和甘寒的瓜蒌相配，使药性平和。它所治的是阳气虚产生的寒，是上焦寒，胸中寒，联系方后的两个附方来看均有瓜蒌和薤白，在加减方面或者用白酒，或者用半夏，或者用桂枝，就说明它本身所治是寒痰，苔是白的。

从发病机制而言，枳实薤白桂枝汤，主要针对实、逆、痰，而归根到底还是阳气虚。痰是因为阳气不足，不能正常温化、运化，液聚而成，痰阻气机使胸中阳气更不得伸展，寒气就容易乘虚上逆。这样阳虚、气滞、痰阻就搅在一起了。所以非桂枝、薤白不能温其阳，散其寒，非枳、朴、瓜蒌不能散其结，豁其痰。

因此在诊疗疾病时我们不仅要注重临床症状，还要注重望舌，因为舌最能反映疾病的本质和虚实。从临床观察患者积累的临床资料所见有腻苔、厚腻苔，白苔，灰苔，甚至是黑苔，但是有一点，舌面一定是润的，其舌体可以是胖的，舌质可以是淡的，也可以淡中略暗紫，舌边可以有齿痕。

曾治一女性患者，56 岁，发作性胸满而痛 5 年余，诊断"冠心病"多年，平时常服冠心苏合丸、复方丹参滴丸尚能稳定病情。近日因天气转寒自觉胸满而痛，甚或胸痛彻背，背部有明显的凉感，严重时就感觉前胸紧贴后胸，中间一点空隙都没有，自觉气从胁下向上冲顶（上抢心），喘息咳唾不能平卧，短气，舌淡胖，边有齿痕，舌苔白腻，脉沉紧。再用上药缓解不著，遂来诊，心电图提示胸前导联 V1 – V5 均有 ST 段下移，T 波低平。纵观诸症属中医胸痹，治当通阳散结，祛痰下气。处方：枳实 12 克，厚朴 20 克，薤白 30 克，桂枝 12 克，瓜蒌皮 30 克，生姜 10 克，清半夏 12 克，苏梗 15 克。五剂，水煎服，每日一剂。

二诊：自述服上方后，自觉胸中较前略感舒畅，胸痛缓解，但后背寒凉感仍然存在。此为胸中阳气亏虚较重，阴寒上乘阳位，遂上方加制附子 12 克以加强温阳散寒之力，再取五剂，水煎服，每日一剂。

服上方后诸症明显缓解，喘息咳唾不能平卧、短气亦明显减轻，舌质转红润，舌苔渐退，脉沉紧改善，二便通畅。嘱其将上方做成水丸调理善后，并戒劳累，勿躁怒，精神恬淡。

在本方中我用了瓜蒌皮而未用全瓜蒌，降低了瓜蒌的寒凉，加生姜、苏梗增加宽胸理气、发散寒气的力量。此外，薤白以生者为宜，其散结通阳的力量更强。

【附方】

（1）瓜蒌薤白白酒汤（《金匮要略》）　瓜蒌实一枚（30 g）　薤白半斤（30 g）　白酒七升（适量）　三味同煮，取二升，分温再服。（现代用法：用黄酒适量，加水煎服。）功用：通阳散结，行气祛痰。主治：胸痹。胸部满痛，甚至胸痛彻背，喘息咳唾，短气，舌苔白腻，脉沉弦或紧。

（2）瓜蒌薤白半夏汤（《金匮要略》）　瓜蒌实一枚（30 g）　薤白三两（30 g）　半夏半升（12 g）　白酒一斗（适量）　四味同煮，取四升，温服一升，日三服。（现代用法：用黄酒适量，加水煎服。）功用：通阳散结，祛痰宽胸。主治：胸痹而痰浊较甚，胸中满痛彻背，不能安卧者。

天台乌药散

（《医学发明》）

【组成】 天台乌药（30 g）　 木香（12 g）　　 小茴香（12 g）　　 青皮（9 g）　 高良姜各半两（9 g）　 槟榔二个（9 g）　　 川楝子十个（9 g）　　 巴豆七十粒（6 g）

【用法】 上八味，先将巴豆微打破，同川楝子用麸炒黑，去巴豆及麸皮不用，合余药共研为末，和匀，每服一钱，温酒送下。疼痛者炒生姜、热酒下亦得。（现代用法：巴豆因有毒可少用，与川楝子同炒黑，去巴豆，水煎，冲入适量黄酒服。括弧中用量为本人常用成人处方量。）

【功用】 行气疏肝，散寒止痛。

【主治】 寒凝气滞。小肠疝气，少腹引控睾丸而痛，或睾丸偏坠肿胀。

【方解及心得】 天台乌药散就是乌药散。历代本草记载，天台出产的乌药为佳，故称天台乌药为道地药材。现在乌药异地栽培较为普遍，作用当然有别。中国由于人口众多，中药使用量较大，每年要消耗很多的中药饮片，致使道地药材远远不能满足当今临床需要，所以异地引种实属必然。乌药具有温肾散寒，行气止痛之功，尤以散下元之冷气最为擅长，配伍木香、小茴香、青皮、高良姜、槟榔、川楝子组成天台乌药散，主治寒凝气滞之小肠疝气，少腹引控睾丸而痛，或睾丸偏坠肿胀。

由于寒凝下焦，气机的运行首先受阻，气为血之帅，气凝滞了，血脉自然也不通利，不通则痛。但其根源是气受寒了，因此治疗上首先考虑用辛温的乌药行气散寒，寒散气通则血脉运行自利。纵观全方的配伍，以行气和破气散结的为主，辅以温胃散寒的药。其中青皮、槟榔善于疏肝破下焦之气，通过用与巴豆同炒（弃毒存性）而赋予温热之性的川楝子，增强行气止痛的作用。然而更有意思的是方中的小茴香是入肾之药，温胃、暖肾、散寒行气。再配伍高良姜，本方温胃散寒行气的作用就更强。本方为什么配伍温胃的药物？可能是因为阳明主润宗筋，利用筋脉的关系，让它们同时入胃、肝、肾。

　　从主治方面讲，本方主要治疗小肠疝气，就是现代医学说的腹股沟疝，发作无定时，主要是因用力不当或劳累过度所致。由于腹股沟先天发育不良，没有闭合，小肠通过缺损的腹壁下到阴囊里，受腹股沟嵌压，气血运行受阻，就会出现少腹引控睾丸而痛，或睾丸偏坠肿胀。在现在医疗技术发达的情况下，外科"腹壁修补术"就可以简单的解决这个问题。在古代，医生们就用个方子来解决，能起到暂时缓解的作用，反复用反复有效，有的儿童随着年龄的增长，缺损的腹壁会逐渐闭合而彻底治愈。

　　我用该方治疗小肠疝气主要是成人较多，临床证候多相类似，所用方剂用量基本是方中括弧中的用量。在这里我也就不举例了。

暖肝煎

（《景岳全书》）

【组成】当归二三钱（12 g）　　枸杞三钱（15 g）　　茯苓二钱（30 g）小茴香二钱（30 g）　　肉桂一二钱（6 g）　　乌药二钱（15 g）　　沉香一钱，后下（10 g）

【用法】水一盅半，加生姜三五片，煎七分，食远服。（括弧中用量为本人常用成人处方量。）

【功用】暖肝温肾，行气止痛。

【主治】肝肾阴寒。小腹疼痛、疝气等。

【方解及心得】这是张景岳的方子，药味较少，药量较轻，这可能是张氏用方的一个特点。山东国医大师张志远教授曾在《中医源流与著名人物考》中对其这样评价："张氏经验丰富，学究天人，处方一般不超过十二味药，师法仲景，控制在八种之内的，约占80%。凡气虚者不用香窜，失血证不投辛散，以擅长温补而雄称晚明。"他常从阴阳之间的互根关系入手，在应用温补或温散药的同时，常常佐以补阴养血的药，本方就是一个代表。方中除了温散的药如茴香、肉桂、乌药、沉香，还有补肝肾的药如当归、枸杞，这样能够防止因温散太过而伤及肾水。因为方中的沉香和肉桂辛香走窜力较大，尤其是肉桂一味能"引火归元"。

正是由于本方的温散之性，所以临床上常常用来治疗肝肾虚寒的小肠疝气，但和天台乌药散、橘核丸所治疗实寒证的疝气是有区别的，临床要加以区分。本方除了治疗"疝气"外，其他罕见的疑难杂症只要属于肝肾阴寒的也可用之。

十年前曾治疗一男性患者，39岁，平日里每逢受凉饮冷，即感腹中肠鸣，大便时有溏薄。自从做完输精管绝育手术后，即感觉两侧少腹拘急疼痛，遇阴雨天或天气寒冷时加重，用"暖水袋"温熨之则缓解，常痛引脐腹和腰胁部，以至于不得不采取"弓腰驼背"的被动体位以暂缓之。这样日积月累经年不愈，数次遍访当地名医仍无尺寸之功。以至于后期引控睾丸"闷痛"，无奈之下经人介绍寻余会诊。其舌质淡，苔白，边有齿痕，脉沉迟细弱。结合病史、证候、舌脉辨证为肝肾阴寒证，寒邪客于肝肾之经络，伤及阳气，或素体阳虚，适逢手术伤及气血，寒邪中于经络，着而不去，血凝气滞。《灵枢·经脉篇》曰："肝足厥阴之脉，起于大趾丛毛之际，上循足跗上廉，去内踝一寸，上踝八寸，交出太阴之后，上腘内廉，循股阴入毛中，过阴器，抵小腹……"《素问·举痛论》记载："寒气客于厥阴之脉，厥阴之脉者，络阴器，系于肝，寒气客于脉中，则血涩脉急，故胁肋与少腹相引痛矣。"因此我应用暖肝煎化裁，处方：小茴香30克，沉香10克，茯苓

30 克，乌药 15 克，肉桂 6 克，当归 12 克，枸杞 15 克，制附子 9 克，白芍 12 克。生姜三片为引，取五剂，水煎服。沉香砸开一些，待方中其他药快煎好的最后 5～7 分钟下锅同煎。

从患者的证候来看，阳虚的厉害，故加用制附子补阳气，祛阴寒，与肉桂相伍增强散寒之力，但又恐燥性太大，伤水耗津，故加用白芍敛阴补津。嘱其忌生冷，勿过劳，避风寒，调情志。服药五剂，病情缓解过半，脉舌较前改善。二诊时，患者自述仍会偶感肠鸣不适，大便时有稀薄，在原方基础上加炒白术 30 克以振奋中阳。继服五剂，诸症消失，随访一年，未再复发。

第二节　降　气

临床出现气逆的情况，主要在肺和胃。肺气逆则咳喘，胃气逆则出现呃逆、呕吐、嗳气。所以降气药的应用主要是针对肺胃气逆的治疗。

苏子降气汤

（《太平惠民和剂局方》）

【组成】　紫苏子　半夏汤洗七次，各二两半（各 15 g）　　川当归去芦，两半（12 g）　甘草炙，二两（6 g）　前胡去芦　厚朴去粗皮，姜汁拌炒，各一两（各 12 g）　肉桂去皮，一两半（6 g）

【用法】　上为细末，每服二大钱，水一盏半，入生姜二片，枣子一个，苏叶五片，同煎至八分，去滓热服，不拘时候。（现代用法：加生姜 3 片，枣子 3 个，苏叶 6 g，水煎服。括弧中用量为本人常用成人处方量。）

【功用】 降气平喘，祛痰止咳。

【主治】 上实下虚。痰涎壅盛，喘咳短气，胸膈满闷，或腰疼脚弱，肢体倦怠，或肢体浮肿，舌苔白滑或白腻等。

【方解及心得】 苏子降气汤这个方是个降气的方子，通过降气、顺气来达到破解痰气壅结上焦的目的。因痰气壅结堵塞气道而致痰涎壅盛，喘咳短气，胸膈满闷，也就是现代医学所说的老慢支、肺气肿，进一步发展就影响到心脏的功能，最终发展成"肺心病"。因此本方以苏子为主药，用量可用到 20~30 g，加半夏降气化痰，再配伍橘红、厚朴，其行气化痰作用则更胜一筹。在这里用橘红容易理解，但为什么用厚朴而不用其他行气理气的药？我想这与古人的用药经验和习惯有一定的关系，前面我们讲了治疗"梅核气"的半夏厚朴汤，由此可以看出厚朴对于治疗上焦心肺乃至咽部的气机郁阻较为擅长。加前胡是局部用药或是靶向用药，宣肺化痰止咳，现代药理研究发现其能改善肺循环，有点类似于现代医学钙离子通道阻滞剂的作用。加当归具有活血养血的作用。为什么用当归而不用其他的活血化瘀药呢？我的理解是当归是活血调血的，作用较为温和，另外就是在这个方剂里面理气行气、降气化痰药都有了，根据气和血的关系，气能率血，血能载气，所以加一味当归能增强中药方剂配伍的严谨性。

上述用药只是针对"上实"的，其标在肺，但对于疾病发展到后期而出现腰疼脚弱，肢体倦怠，或肢体浮肿等"下虚"的症状时，其本应在脾肾，此时肺脾肾三脏均现阳气不足，气化不利，水道不得通调，津液不得布化，聚而为痰为饮，所以本方加了肉桂来温肾。还有一个方剂不用肉桂，而用沉香。用沉香也是因为它既能温肾，又能纳气归肾，起到平喘的作用。我在临床基本上这两味药都用。因肺与大肠相表里，患者都往往会伴有大便干结，所以我常常在方中加一味全瓜蒌30克以清热化痰通便。

纵观方剂中的药物大都是温性的，因为这一类的疾病多是慢性肺系疾病，肺为娇脏不耐寒热，且老慢支、肺气肿大都在秋冬季节气候寒冷时发病，寒象较为明显。所以《金匮要略》记载痰饮治法："病痰饮者，当以温药和之。"为后世痰饮的治疗指明了方向。

这里有一个病例：某男，60岁，患咳嗽痰喘30余年，每遇气候寒冷时发作，气候转暖时则缓解，早已不能从事稍重一点的体力活动。在发作之时近距离接触，与其交谈就能感受到患者的喘憋之状，似乎痰液嵌在气道而不能奋力咳出，遂常予苏子降气汤加减，了了数剂就能缓解如常。2012年的冬至刚过，寒流来潮，加之雾霾天气，更加重了咳喘。时下胸闷气短，痰声辘辘，当咳出大量稀白痰液后喘憋暂得缓解，肢体倦怠，腰膝酸软，不能平卧。查体双下肢轻度水肿。舌淡红，舌体略胖，舌苔白厚腻且满布舌面。辨证属上实下虚，虚实夹杂，实为痰液壅于肺，虚为脾肾阳气皆虚，转枢气化功能下降，治当予苏子降气汤加减，处方：苏子30克，清半夏20克，橘红15克，前胡15克，当归12克，肉桂6克，厚朴15克，沉香10克（后下），生姜三片，炙甘草6克，瓜蒌皮30克。水煎服，每日一剂，避风寒及雾霾。药进五剂而愈。

定喘汤

（《摄生众妙方》）

【组成】 白果去壳，砸碎炒黄，十一枚（15 g）　　麻黄三钱（9 g）　　苏子二钱（12 g）　　甘草一钱（6 g）　　款冬花三钱（12 g）　　杏仁一钱五分（12 g）　　桑白皮三钱（12 g）　　黄芩一钱五分（12 g）　　半夏三钱（12 g）

【用法】 水三盅，煎二盅，作二服，每服一盅，不用姜，不拘时，徐徐服。（现代用法：水煎服。括弧中用量为平时处方成人常用量。）

【功用】 宣肺降气，祛痰平喘。

【主治】 风寒外束，痰热内蕴。痰多气急，痰稠色黄，哮喘咳嗽，舌苔黄腻，脉滑数。

【方解及心得】 定喘汤是由三拗汤这个方剂演化而来的，有方歌云："定喘白果与麻黄，款冬半夏白皮桑。苏子黄芩甘草杏，外寒痰热此方功。"本方主要是针对素有痰喘，又有寒邪外束，痰郁化热所致的肺系疾病。

素有痰喘的患者每当秋冬季节来临之际，逢气候突变易于受寒。寒邪束表，肺气被郁，痰往往不易咳出，久则郁而化热，因而咳出的是黄痰，由于喘促，过度换气消耗了过多的水分，使痰液变得较先前黏稠且不易咳出。在这种情况下用麻黄宣肺散寒，再配伍杏仁止咳平喘。一般的治疗原则是，在表里同病的时候，应先解表后治里，如表不解，卫阳被寒邪所郁，肺气就不得宣泄，因此喘促亦难以平复。苏子、半夏降气平喘以治喘促之标。方中白果、黄芩、桑白皮、款冬花清肺热除热痰，降肺气，与麻黄相配，一散一收，一升一降，相得益彰，使表解寒除，痰祛热清，气道通利则喘促可平。方中白果味甘、苦，略涩，益肺气，定喘嗽，缩小便，由于味涩不利于清热祛痰，必须去壳取仁炒黄用效果才好。另外白果还可以治疗妇科带下病之黄带，属湿热下注所致。桑白皮、款冬花用蜜炙后增加了润肺的作用，使痰液更容易咳出。

记得诊治过一位参加过抗日战争的老八路，男，当年就诊时 66 岁。连年的战争环境使身体明显透支，落下了一个慢性咳喘病，每受秋冬风寒而旧病复发。主要表现为恶寒，项背拘紧，喘促气急，端坐不能平卧，胸膈痞满，咳痰黄稠，口干涩但不欲饮，大便干，舌红，苔黄厚略腻，脉滑数。由于既往常年应用抗生素，已对抗生素不敏感。辨证：素有痰热，复感风寒，是典型的风寒外束、痰热内蕴之"寒包火"证。治当清肺化痰，宣肺平喘。处方：白果 15 克，炙麻黄 9 克，生石膏 30 克，全瓜蒌 30 克，炙冬花 12 克，姜半夏 12 克，炙桑白皮 12 克，黄芩 12 克，橘红 12 克，茯苓 15 克，沉香 12 克（后下），炙甘草 6 克。五剂，水煎服，每日一剂。

二诊：喘咳平，恶寒解除，大便变软，舌苔黄厚渐退，食欲渐增，脉象已较前平复。在上方基础上将炙麻黄改为 6 克，去生石膏，另加五味子 10 克以增加敛肺平喘的作用。

三诊：除有轻微的喘促以外，诸症悉除。建议其将上方做成丸剂调理善后，并嘱其避风寒，禁食辛辣刺激性食物，以防复发。

旋覆代赭汤

（《伤寒论》）

【组成】 旋覆花三两，包煎（30 g） 人参二两（15 g） 生姜五两（10 g） 代赭石打碎，先煎一两（30 g） 甘草炙，三两（6 g） 半夏洗，半升（12 g） 大枣十二枚，擘（3 枚）

【用法】 以水一斗，煮取六升，去滓，再煎取三升，温服一升，日三服。（现代用法：水煎服。括弧中用量为本人常用成人处方量。）

【功用】 降逆化痰，益气和胃。

【主治】 胃气虚弱，痰浊内阻。心下痞硬，噫气不除。

【方解及心得】 当年为了记住旋覆代赭汤这个方剂，自我改编方歌："仲景旋复代赭汤，半夏参甘大枣姜；噫气不除心下痞，补虚和胃气可畅。"它是《伤寒论》中比较有名的现今主要用来治疗呃逆的一个很重要的方剂。它主要治疗噫气不除、心下痞，也可以治疗反胃呕吐。呕吐物可以是胃内容物，也可以是涎沫。主要的病机就是胃虚气逆，气不降反升，在这里主要是胃气虚、胃阳虚。究其原因可以由误治（有病误用攻下或误用寒凉）而成，也可以因平素个人胃气虚而受寒所致。

本方的配伍特点是旋覆花和代赭石作为君药，用生姜和半夏作臣药。值得注意的是，如果胃虚胃寒得厉害，生姜的用量要加大。生姜在《伤寒论》方剂中一般用量是三两，这里是五两，就是用来增强温胃降逆的力量。然后配上补气的药甘草、人参、大枣作为佐使药。旋覆花，本是归肺经的药，温性，可下气，药性比较平和，对于一些有痰的喘嗽能起到一定的缓解作用，又因肺胃有经络相连，且肺胃之气皆主降，故能除嗳气、治呃逆。

记得初学中药时老师在课堂上讲过一句话："诸花皆升，旋覆独降。"所有的花叶都是质轻飘浮而上升的药，唯有旋覆花是下降的。旋覆花的用量较大，我用本方治疗呃逆时其用量一般为30克，而且要用布包起来和其他的药同煎，因为该药的表面有一层小的毛，不包的话煎煮的过程中散落在药液中易于刺激咽喉引起咳嗽。代赭石我亦用到30 g，打碎先煎，质地虽重坠但真正煎煮的成分较少，对身体并无大碍。伤寒论本方中代赭石用量很小，是旋覆花的三分之一。因为它是寒性的，重镇的力量比较强，恐进一步伤及胃阳。

患有呃逆的病人，有的是胃气虚适逢受凉饮冷所导致，但大多数情况比较复杂，有不相符者可在此方基础上加减化裁。曾用此方治愈二例患者。

例一：某女，42岁，因其父母先后去世不久，又逢其配偶遇车祸不幸身亡，悲伤过度，多日不欲饮食，身体日渐虚弱而出现喉间呃呃连声不能自制，来诊时见精神倦怠，面色㿠白，呃声低沉，舌淡苔薄，脉沉细。考虑平素体健并无慢性虚损疾患，此属悲则气消，气机逆乱，升降失常。治当益气和胃，降逆止呃。处方：旋覆花30克（包煎），人参15克，生姜10克，代赭石30克（打碎先煎），炙甘草6克，清半夏12克，大枣3枚。服药五剂，效果不著，考虑病重药轻，遂在原方中加沉香12克（后下），继服五剂，病情略有缓解。

三诊：自述手足发凉，参照舌脉，属肺胃阳虚较甚，在方中加吴茱萸 10 克，既能温肺胃又能暖肝阳，并配合针灸两侧的足三里、内关穴，给其心理疏导，一周后病愈。

例二：某男，67 岁，农民，近日因食用辛辣刺激性食物较多，突发呃逆，呃声洪亮，不能自制。来诊时自述心中灼热如烤，大便干。其舌红，苔黄略厚欠润，脉弦数。辨证属胃热炽盛。治当清胃泻火，通腑降逆。处方：旋覆花 30 克（包煎），代赭石 30 克（打碎先煎），炙甘草 6 克，清半夏 12 克，竹茹 10 克，黄连 10 克，丹皮 12 克，当归 12 克，石膏 30 克，大黄 10 克。服药五剂而愈。

第八章　理血剂

　　首先要明确什么是理血剂，凡具有活血、化瘀，或者止血作用的方剂即称为理血剂。古人有"血实宜决之，血虚宜补之，出血宜止之"之说，是临床应用的主要原则。平时在应用理血剂治疗血瘀证的时候一定要审慎分析，力求判明原因：是热壅血瘀还是寒凝血瘀，是气滞血瘀还是气虚血瘀，甚或是阴虚血瘀？原因不同治疗的决策和手段就不一样。如温热之邪所致热壅血瘀，治疗上要遵叶天士"入血犹恐耗血动血，直须凉血散血"的治疗法则；如属寒凝血瘀的，就要用活血化瘀的药配伍温经散寒的药；如属气滞血瘀的，就要用活血化瘀的药配伍行气或调气的药；如是气虚不能率血而行，导致血行迟缓而瘀滞的，治疗上就要用活血化瘀药配伍益气的药，气旺才能率血而行；如热病后期耗伤阴津而致血瘀（血液浓缩）的，治疗上就要用活血化瘀药配伍滋阴的药。

　　对于出血的病患也要四诊合参，辨证求因：是热迫血行不循常道，溢出脉外导致的出血，还是气虚失于固摄导致的出血，或者是阳气亏虚导致血不循经离经妄行所致的出血？然后再根据不同的病因进行审因论治，应用止血剂或配伍清热凉血药，或配伍补气固摄药，或配伍温阳散寒药。对于止血剂的选择通常应用具有止血功效的药物和一些炭剂。炭剂具有收涩止血的作用，诸如黄芩炭、生地炭、地榆炭、棕榈炭、藕节炭、蒲黄炭、血余炭等。具体应用时要做到"三合一"，即"对因治疗（清热凉血、补气摄血、温阳散寒）+ 止血药 + 炭剂"。另外还要再加一点活血的药，比如丹参、三七，这样才能做到止血而不留瘀，活血而不伤正。

第一节　活血祛瘀

活血祛瘀的方剂主要用于跌打损伤所致瘀积肿痛，经脉瘀阻之半身不遂，瘀血内停之胸腹诸痛，痈肿初起以及闭经、痛经、产后恶露不行等。常用活血祛瘀药有桃仁、红花、川芎、丹参、赤芍等。临床应用时还要视引起血瘀证的不同原因，适当配伍理气药、温经散寒药、荡涤瘀热药、补气养血药、补阴药，才能达到化瘀的效果。

桃核承气汤

（《伤寒论》）

【组成】　桃仁去皮尖，五十个（12 g）　　大黄四两（12 g）　　桂枝去皮二两（9 g）　　甘草炙，二两（6 g）　　芒硝二两（10 g）

【用法】　上四味，以水七升，煮取二升半，去滓，内芒硝，更上火微沸，下火，先食温服五合，日三服，当微利。（现代用法：水煎服。括弧中用量为本人常用成人处方量。）

【功用】　破血下瘀。

【主治】　下焦蓄血。少腹急结，小便自利，至夜发热，谵语烦渴，甚则其人如狂。

【方解及心得】 桃核承气汤就是调胃承气汤加桃仁、桂枝。在《伤寒论》中有个蓄血证，实际就是表证不解，热邪侵入下焦与血相搏结，出现少腹拘急、局部硬结，但小便通利，大便也还正常，但色黑不干，这是有瘀血的表现。从临床来看，少腹拘急用手按之类似于现代医学胃肠穿孔之急腹症的"板状腹"，但又没有"板状腹"痛得那么厉害。古人所说的少腹，严格地讲是指小腹的两侧，现在也分得不那么清了。因为整个小腹就这么大点地方，里面的脏器屈指可数。

我一直在想太阳病表证未解，邪热入里与血相结，到底是一个什么样的病，到现在也未能想明白。以方测证的话治疗阳明腑实证也很合适，因为桃核既能活血通瘀又能润燥，桂枝不仅能解表，更主要的是其能入营血通利血脉，与咸寒苦寒的硝、黄相配，寒温相当，使有形的瘀血既去，无形邪热自清。

我在临床上应用该方治疗"急性阑尾炎"，古称"肠痈"，以脓未成而少腹痛为主症，或已发热或未发热，有压痛但无反跳痛，"少腹拘急"不显著。处方：桃仁 12 克，桂枝 6 克，大黄 10 克，芒硝 10 克，生甘草 6 克。水煎服，每日一剂。如脓已成但未溃，触之有"硬结（包块）"，兼有大便干结者，则活血祛瘀，通利血脉，通腑泄热。处方：桃仁 15 克，桂枝 12 克，大黄 15 克，芒硝 30 克，白芍 12 克，生甘草 6 克。一般不超过七剂药就能治愈。这是我在临床上运用此方的一点心得，仅供参考。

血府逐瘀汤

（《医林改错》）

【组成】 桃仁四钱（12 g）　　红花三钱（10 g）　　当归三钱（9 g）
生地黄三钱（15 g）　　川芎一钱半（10 g）　　赤芍二钱（10 g）　　牛膝三钱

（12 g）　桔梗一钱半（12 g）　柴胡一钱（6 g）　枳壳一钱（6 g）　甘草一钱（6 g）

【用法】　水煎服。（括弧中用量为本人常用成人处方量。）

【功用】　活血祛瘀，行气止痛。

【主治】　胸中血瘀，血行不畅。胸痛、头痛日久不愈，痛如针刺而有定处，或见呃逆日久不止，或饮水即呛，干呕，或内热瞀闷；或心悸怔忡，夜不能睡，夜寐不安；或急躁善怒，入暮潮热，舌质黯红或有瘀斑、瘀点，脉涩或弦紧。

【方解及心得】　血府逐瘀汤是王清任的一大贡献。目前这个方剂在临床应用比较多，主要用于胸中血瘀证，特别是现代医学的冠心病心绞痛或心肌梗死，临床疗效较为肯定。但在急性期不要用，可先用急救的西药或速效的中成药，待病情稳定下来后再用该方治疗，以巩固疗效防止复发，即所谓的"急则治标、缓则治本"。

临床上发现，服用该方后还会出现用药的不适反应，如大便变得溏薄等，暂停服药后大便恢复如前。这可能与桃仁、当归的润肠通便作用有关，或与方中的一些行气药能加速肠道的蠕动有关系。我在临床上除了用此方治疗胸中血瘀证之外，还治疗了一例特殊病例，事情虽然过去了这么多年，仍然记忆犹新。

某男，47 岁，来诊自述左半身"重着木讷"，与右半身有着明显的对比，病变的区域是以前正中线作为分界线。曾经做过各种检查均排除器质性病变，遍寻北京、上海、济南等好多的大医院均未能明确诊断，病情已持续两年余。找我初诊时做了查体排除了潜在的脑血管病变，纳眠尚可，左侧手足皮温低于右侧肢体，天气变暖时右侧肢体出汗，左侧不出汗或出汗较少，大便稍干，小便正常。舌质淡紫，苔薄白，脉沉细弱。本人自参加工作以来还未见过类似的病例，也没有现成的经验可供借鉴，无奈之下"硬着头皮"辨证。根据症状和舌脉辨证为阴阳不和，气血不和，进一步讲有营卫不和的病机在里面，营行脉中，卫行脉外，营气与卫气不和致气机运行不畅。遍想所学方剂唯有血府逐瘀汤所主病证与其关联性比较密切，因为血府逐瘀汤的配伍特点是升降同施——既用了桔梗，又用了枳壳；气血并用——既用了柴胡，又用了牛膝、红花、赤芍。本方能行气宽胸，活血化瘀，有升有降，它对于胸中之气起到升降的作用。因肺主气，心主血脉，为一身气血之总司，所以用该方合桂枝汤化裁既能行气血，又能和营卫。说真的，患者用药之前我也没有把握到底会不会有效，心里没有底，但也只能这样了。

处方：桃仁 12 克，红花 9 克，当归 12 克，生地黄 10 克，川芎 10 克，赤芍 10 克，牛膝 9 克，桔梗 6 克，柴胡 10 克，枳壳 10 克，桂枝 10 克，白芍 10 克，炙甘草 6 克，生姜三片，大枣三枚掰开去核。水煎服，每日一剂，每剂药煎取 750 ml，分次服用。服三剂毕，左半身微微出汗，重着木讷感明显减轻，手足较前温暖。效不更方继原方再服五剂，病情霍然而愈。后随访 2 年未再复发。现今回想这个病例，其所取得的疗效是我事先没有想到的，从这个实例可以看出，对于复杂病例只要辨证准确，配伍得当就会立竿见影，效若桴鼓。

此外王清任还根据不同的病变部位衍化创造了通窍活血汤、膈下逐瘀汤、少腹逐瘀汤、身痛逐瘀汤。在选择应用上述方剂时，一定要弄清楚是功能性疾病还是器质性疾病，特别是要排除恶性肿瘤，然后再行中药治疗，以免招致不必要的麻烦而引起医疗纠纷。

【附方】

（1）通窍活血汤（《医林改错》）　赤芍一钱（9 g）　川芎一钱（10 g）　桃仁三钱，研泥（9 g）　红花三钱（9 g）　老葱三根，切碎（3 g）　红枣七个，去核（5 g）　麝香五厘，绢包（0.16 g）　黄酒半斤　将前七味煎一盅，去渣，将麝香入酒内，再煎二沸，临卧服。（现代用法：加黄酒适量，同水煎服。）功用：活血通窍。主治：瘀阻头面的头痛昏晕，或耳聋年久，或头发脱落，面色青紫，或酒渣鼻，或白癜风，以及妇女干血痨，小儿疳积而见肌肉消瘦、腹大青筋、潮热等。

（2）膈下逐瘀汤（《医林改错》）　五灵脂炒，三钱（9 g）　当归三钱（9 g）　川芎二钱（9 g）　桃仁研如泥，三钱（9 g）　丹皮二钱（6 g）　赤芍二钱（6 g）　乌药二钱（6 g）　延胡索一钱（10 g）　甘草三钱（9 g）　香附钱半（12 g）　红花三钱（9 g）　枳壳一钱半（6 g）　水煎服。功用：活血祛瘀，行气止痛。主治：瘀在膈下，形成积块，或小儿痞块，或肚腹疼痛，痛处不移，或卧则腹坠似有物者。

（3）少腹逐瘀汤（《医林改错》）　小茴香七粒，炒（5 g）　干姜二分，炒（5 g）　延胡索一钱（10 g）　当归三钱（9 g）　川芎一钱（9 g）　官桂一钱（6 g）　赤芍二钱（6 g）　蒲黄三钱（9 g）　五灵脂二钱，炒（6 g）　水煎服。功用：活血祛瘀，温经止痛。主治：少腹瘀血积块疼痛，或不痛，或痛而无积块，或少腹胀满；或经期腰酸，少腹胀，或月经一月见三五次，连接不断，断而又来，其色或紫或黑，或有瘀块，或崩漏兼少腹疼痛等。

（4）身痛逐瘀汤（《医林改错》）　秦艽一钱（10 g）　川芎二钱（10 g）　桃仁三钱（9 g）　红花三钱（9 g）　甘草二钱（6 g）　羌活一钱（9 g）　没药二钱（6 g）　当归三线（9 g）　五灵脂二钱，炒（6 g）　香附一钱（12 g）　牛膝三钱（9 g）　地龙二钱，去土（10 g）　水煎服。功用：活血行气，祛瘀通络，通痹止痛。主治：气血痹阻经络所致的肩痛、臂痛、腰痛、腿痛，或周身疼痛，经久不愈。

复元活血汤

（《医学发明》）

【组成】柴胡半两（15 g）　瓜蒌根　当归各三钱（各12 g）　红花　甘草　穿山甲炮，各二钱（各10 g）　大黄酒浸，一两（10 g）　桃仁酒浸，去皮尖，研如泥，五十个（10 g）

【用法】 除桃仁外，剉如麻豆大，每服一两，水一盏半，酒半盏，同煎至七分，去滓，大温服之，食后，以利为度，得利痛减，不尽服。（现代用法：水煎服。括弧中用量为本人常用成人处方量。）

【功用】 活血祛瘀，疏肝通络。

【主治】 跌打损伤，瘀血留于胁下，痛不可忍。

【方解】 本方主要为治疗跌扑损伤而设，包括击打损伤、撞伤、跌伤等。本方着重于治疗胸胁疼痛，且疼痛程度随着呼吸动度的加大而加重。这个方剂的特点，既有疏肝理气的药，又有活血通经的药，如柴胡、穿山甲、红花、当归、桃仁之流。瘀血积久不去容易在局部干结，这是古人的一种想象。用天花粉（瓜蒌根）可以润燥散结，配伍活血行气药能够促使瘀血的消散；恶血留滞在胁下，胁下正是肝经循行之处，用柴胡可引诸药至病所；穿山甲善于走窜不仅是一味活血祛瘀药，而且精于通经络，擅长于行，能引破血之药到瘀血所结之处，从而达到定点清除之效果；方中大黄引血下行，能使融化的瘀血从大便而出。

曾治一中年患者，男，50 岁，因踩着木梯登房顶晒粮，不小心一脚踩空而跌在木梯上，右侧胁肋部被木梯的棱角顶了一下，疼痛难忍，痛处固定不移，口服跌打丸疗效不著，3 天后来诊，遂用复元活血汤加减：柴胡 12 g，郁金 12 g，醋元胡 20 g，天花粉 30 g，当归 12 g，炮穿山甲 20 克（打碎），桃仁 12 g，红花 12 克　大黄 6 g，黄酒 10 克（同煎），生甘草 6 g。水煎服，每日一剂。服药十六剂疼痛基本消失。嘱卧床，勿劳动，调理十余天而愈。

补阳还五汤

（《医林改错》）

【组成】 黄芪生，四两（120 g）　　当归尾二钱（10 g）　　赤芍一钱半

（10 g）　　地龙一钱（10 g）　　川芎一钱（6 g）　　红花一钱（6 g）　　桃仁一钱（6 g）

【用法】 水煎服。（括弧中用量为本人常用成人处方量。）

【功用】 补气，活血，通络。

【主治】 中风后遗症。半身不遂，口眼㖞斜，语言謇涩，口角流涎，下肢痿废，小便频数或遗尿不禁，苔白，脉缓。

【方解及心得】 学习这个方剂首先要明白它为什么被称作补阳还五汤。发明者王清任有个理论：人身的气总为十分，左右各半，之所以产生了一边偏瘫，是因为少了二分之一的气。通过这个方剂，还它五分气，以恢复机体原有的功能，所以叫作"补阳还五汤"。方中黄芪用量最大，原方剂量是四两120克，这是它的一个特点。方中的赤芍、川芎、桃红、当归、地龙都是活血药，用量则较少。以此来看的话，本方是以补气为先导，然后辅以活血。

王清任认为，偏瘫是由于气虚不能率血运行到达指定部位所致，所以侧重用大量补气药加上活血药，使血脉重新开通。《内经》有"荣气虚则不仁，卫气虚则不用，荣卫俱虚，则不仁且不用"之说。偏瘫就是不仁且不用，属营卫俱虚。所以本方就是根据这一理论创的。因此治疗中风偏瘫除了以补气活血作为主线外，调和营卫亦要贯穿整个治疗的始终。

用本方治疗中风偏瘫的时候，要把握一个时机，在最初两周内病情尚不稳定的时候暂时不要用，待血压平稳，心率及心律尚可的情况下开始用比较好，因为现在中医治病要规避一定的风险。此外根据王清任的临床经验还要有一定的预见性。

有以下情况的不治，如肩上有个缝，手指能放进去的医治无效；脚下垂如马蹄形的不治。因为下肢长期废用，脚易于形成马蹄形，这都是病程过长疏于及时治疗的结果。所以治疗偏瘫，有的患者能够治愈，有的不能全好，现在有了颅脑CT，对于梗塞的面积、出血量的多少都能有个判断，服用多长时间的药，病情能恢复到什么程度心中就有数了。看来王清任在那个时代治了不少的中风患者，所以才有了这么多的经验。

根据现代医学解剖学大脑皮层的功能区分布特点，左侧偏瘫的易好，右侧的难好；下肢比上肢恢复得要快。从临床来看如果是手曲而不伸的，治疗的难度则较大。用这个方剂的时候还要注意患者因长期卧床容易出现坠积性肺炎而咳嗽、多痰，甚至是发热，肠道的蠕动功能较差，易出现大便干燥，所以在用此方时要随证加减。

也不要因为是脑溢血的患者就忌惮用本方治疗。按照中医的理论，有出血必有瘀血，中药与西药有着不同的应用指征，出血也好，血栓也罢，活血化瘀的药均能用，但要视具体情况而定。

我曾治疗一男性，63岁，有高血压病史15年，伴有血黏度增高，平时服用肠溶阿司匹林100 mg，一日一次，未服控制血压的药物。近日因与子女生气而致脑出血，但发病时神志尚清。入院后经CT扫描阅片估算出血量在40 ml左右，左侧肢体瘫痪，上下肢肌力是0级，舌体偏向左侧，右侧额纹消失。初住院时因其平时常服肠溶阿司匹林，恐凝血机制较差，未对其立即进行手术，待病情稳定后才将其病灶的血引出。入院已经过去了两个半月，左下肢肌力增加，功能有所恢复，在家人的帮助下能拄棍走上几步，但左上肢肌力仍是0级，此时邀余会诊。

自述失眠，每晚只能入睡2~3小时，需用佳乐定才能入睡。中医学认为，寤寐是生命活动的两种不同的状态，寤由阳气用事，寐是阴气用事，共同构成一个完整的生物学指标。营卫运行昼夜变化，昼寤夜寐按时发生，如营卫昼夜节律紊乱，则寤寐异常。

《灵枢·大惑论》曰："卫气昼日常行于阳，夜行于阴，故阳气尽则卧，阴气尽则寤……"又《类经·疾病类》曰："若病而失常，则或留于阴，或留于阳，留则阴阳有所偏胜，有偏胜则有偏虚，则寤寐亦失常。"说明古人已充分认识到中风偏瘫是因阴阳的偏胜偏虚，进而导致营卫失和的缘故，同时也说明了治疗失眠和汗出都需要从调和营卫立论。

该患者除伴有严重的失眠外还伴有心胸烦躁，饮食量尚可，但食不甘味，每晚半身出汗，左下肢夜间不适，舌质暗红，苔少，脉浮而中空。综合脉症，辨证为气虚血瘀，营卫不和；肝络失养，肝气郁而不畅，气郁化火，上扰心神，神不守舍；中克脾土，运化失健。治以益气活血，调和营卫，健脾柔肝，和中安神。处方：

炙黄芪 30 克，桃仁 10 克，红花 6 克，白芍 12 克，桂枝 12 克，地龙 10 克，茯苓 30 克，山茱萸 12 克，当归 10 克，炒六神曲 10 克，党参 30 克，陈皮 12 克，甘草 6 克，酸枣仁 30 克。水煎服，每日一剂。

二诊：五剂药毕，体力较前明显增加，半身出汗已减，停掉佳乐定后仍能入睡 6～8 小时，心胸烦躁已消失，纳谷味觉较前明显改善。嘱上方炙黄芪加至 40 克，酸枣仁加至 40 克，继服五服。

三诊：自述服上方五剂后，感觉声音较前洪亮，体力亦有进步，能拄拐棍行走 20～30 米，但左侧腋窝夜间出汗较多，尿频，夜间起床 5～10 次。从临床病情的改善状况来看，本方治疗效果较佳，方证相符。但又出现了新的症状，腋窝出汗多，以夜间为主，说明营阴外泄。营气不藏则多汗，汗出则营阴受损，而外泄的原因是责之于卫气虚，是卫气失于固摄所致。

对于尿频，《灵枢·营卫生成篇》曰："卫气者，所以温分肉、充皮肤、肥腠理、司开合者也。"意思是只要卫气充足就能使患侧的皮表温度、知觉，以及膀胱的开阖得到改善。营卫问题解决了，尿频也就会好了。

因此，三诊处方较前原方有了调整，炙黄芪改为生黄芪，生黄芪走表固汗，以实卫气。桃仁、地龙均改为 6 克，又加了煅龙骨 30 克，煅牡蛎 30 克。水煎服，继服五剂。整方如下：

生黄芪 40 克，桃仁 6 克，红花 6 克，白芍 12 克，桂枝 12 克，地龙 6 克，茯苓 30 克，山茱萸 12 克，当归 10 克，炒六神曲 10 克，陈皮 12 克，甘草 6 克，酸枣仁（打碎）40 克，煅龙骨 30 克（打碎），煅牡蛎 30 克（打碎）。

服上方六剂，上述症状明显好转，嘱暂停中药加强功能锻炼，缓缓图之。

丹参饮

（《时方歌括》）

【组成】 丹参一两（30 g）　　檀香（30 g）　　砂仁各一钱（6 g）

【用法】 以水 1000 ml，煎 700 ml 服。（括弧中用量为本人常用成人处方量。）

【功用】 活血祛瘀，行气止痛。

【主治】 血瘀气滞，心胃诸痛。

【方解及心得】 丹参饮在临床上我是经常用的，主要是治疗胃脘痛，要么胀痛，要么刺痛，痛处固定不移。患者做胃肠钡餐透视或胃镜往往示有胃溃疡或十二指肠球部溃疡。西药治疗的效果也不错，用的药主要是质子泵抑制剂，伴有胃酸分泌过多的用之可稳定病情，溃疡面亦可愈合，但较易复发。已有证据发现此类病的发作与幽门螺旋杆菌侵袭感染有关。所以在奥美拉唑的基础上又加了克拉霉素、阿莫西林，组成三联复方，疗效更好。但仍然存在复发的问题，所以有的患者寻求中药治疗。

这类患者往往自感心下有嘈杂感，有的则感到心下有热辣辣的感觉，心烦失眠，舌暗红，舌苔薄欠润，脉弦紧或弦数，辨证为肝胃郁热兼有气滞或瘀血阻络。治疗以丹参饮为原方加减：丹参 30 克，檀香 30 克（后 5 分钟下），砂仁 6 克（打碎），栀子 12 克，豆豉 10 克，麦冬 30 克，醋元胡 20 克。全方宽胸理气止痛，清热养阴除烦。如有吞酸可加黄连 10 克，乌贼骨 30 克（打碎）。一般五剂药均能见效。

温经汤

（《金匮要略》）

【组成】 吴茱萸三两（9 g）　　当归三两（12 g）　　芍药二两（12 g）川芎二两（10 g）　　人参二两（12 g）　　桂枝二两（12 g）　　阿胶二两（11g）　牡丹皮二两，去心（10 g）　　生姜二两（6 g）　　甘草二两（6 g）半夏半升（12 g）　　麦冬去心，一升（20 g）

【用法】 上十二味，以水一斗，煮取三升，分温三服。（现代用法：水煎服。括弧中用量为本人常用成人处方量。）

【功用】 温经散寒，祛瘀养血。

【主治】 冲任虚寒，瘀血阻滞。月经不调，或前或后，或逾期不止，或一月再行，或经停不至，而见傍晚发热，手心烦热，唇口干燥，少腹里急，腹满，亦治妇人久不受孕。

【方解及心得】 "温经汤中桂萸芎，归芍丹皮姜夏冬；加入参胶补气血，甘草应用亦暖宫。"这首自编方歌虽然过去了这么多年至今仍朗朗上口。我最喜欢用本方调月经，也用来治疗宫寒久不受孕。

首先谈谈治月经不调。临床上但凡遇到来就诊的女士多这样述说：月经常延期一周以上，经色呈现黑色，量少，质稀，或伴有带下清稀量多，小腹冷痛，得温则缓，手足末梢发凉，腰背酸痛，饮食多不好。观其形体，多消瘦，面色多不红润，唇甲舌淡，苔薄白，脉沉迟细弱。辨证属冲任虚寒，瘀血阻滞，血络不通，营卫不和。治当温经散寒，祛瘀养血，调和营卫。

处方：桂枝 12 克，白芍 12 克，吴茱萸 9 克，川芎 10 克，当归 12 克，丹皮 10 克，清半夏 12 克，麦冬 20 克，人参 12 克，阿胶 11 克

（烊化），生姜 3 片，炙甘草 6 克。水煎服，每日一剂。一般服用十五剂左右，就能自感诸症减轻，小腹及手足转暖，饮食渐佳，月经期和月经的量色质均有改善，甚至有婚后久不受孕者能也怀孕生孩子。

上方主要的药物是吴茱萸、桂枝。桂枝既可温通经脉、血脉，又可通阳，配白芍调和营卫气血；吴茱萸可以暖肝，温胃、下气，这里用它是因冲为血海，肝为藏血之脏，肝喜条达而主疏泄，因此冲任虚寒要暖肝、疏肝，只有肝脏既能条达而又能疏泄了，冲、任的经气才能正常运行。

其次，本方除了治疗冲任虚寒之外，还治疗血虚发热。在《金匮要略·妇人杂病脉证并治篇》第九条记载："问曰：妇人年五十，所病下利数十日不止，暮即发热，少腹里急，腹满，手掌烦热，唇口干燥，何也？师曰：此病属带下。何以故？曾经半产，瘀血在少腹不去。何以知之？其证唇口干燥，故知之。当以温经汤主之……亦主妇人少腹寒，久不受胎……"过去学习时不是太理解这句话，今天就能理解了：妇人年五十所，历经经、孕、产、乳，数伤于血，"太冲脉衰少，天癸竭"，气血不足虚热乃生。开头所说的"病下利"应该是指带下清稀量多。在这种情况下加人参、甘草以补气，意即补气生血，这就是"有形之血不能速生，无形之气应当急固"之理。用阿胶既可以补血，又可以润燥。纵观本方温经散寒的药物成分多一点，一旦用来治疗血虚发热，还须在原方的基础上进行加减。

处方：桂枝 10 克，白芍 10 克，肉桂 6 克，川芎 10 克，当归 12 克，丹皮 12 克，清半夏 10 克，麦冬 30 克，人参 12 克，阿胶 11 克（烊化），生姜 3 片，生甘草 6 克，丹参 20 克。

减吴茱萸加肉桂是为了"引火归元"，于是这个方就变成既能益气养阴生血，凉血化瘀，又能调和营卫的方子。此方温润之中有清凉，补气之中配养血，进而达到凉而不寒，温而不燥，补而不腻的效果。

生化汤

(《傅青主女科》)

【组成】 全当归八钱（20 g）　川芎三钱（9 g）　桃仁去皮尖，十四枚（6 g）　干姜炮黑，五分（6 g）　甘草炙，五分（6 g）

【用法】 黄酒、童便各半煎服。（现代用法：水煎服，或酌加黄酒同煎。括弧中用量为本人常用成人处方量。）

【功用】 活血化瘀，温经止痛。

【主治】 产后血虚受寒。恶露不行，小腹冷痛。

【方解及心得】 "生化汤是产后方，归芎桃草炮干姜；再加黄酒引药煮，祛瘀生新止痛强。"这是我学方剂时自编的一首方歌。对于治疗恶露不行或恶露行而不畅，以及促进子宫复原都有较好的作用。本方甘草五分，炮姜五分，桃仁十四个，川芎三钱，唯有当归用量最大是八钱，从方中剂量配比可以看出，方剂的最初立意是针对治疗产后血虚的，把补血药放在前面，在补血的基础上稍加一点温经活血的药物，起到补而不滞的作用。整个方剂是温性的，温能驱寒。因为在遥远的古代或近代，社会不发达，生活条件低下，没有暖房，孕妇生育大多在家中，没有现在这么好的条件，分娩后胞宫必然虚寒，所以就创建了这个方子。直到现在有些地区产后还将此方作为常规用药。一般在满月的时候无论有无恶露不尽或胞宫虚寒都习惯吃上 2~3 服药，唯恐寒气留存体内，这已经形成中国产妇生育的一种文化了。可以用红砂糖加在药汤里一起配着吃，增加驱寒的作用。喝药后自然地出一点汗，身体会感觉比较舒服。

大黄䗪虫丸

（《金匮要略》）

【组成】 大黄蒸，十分（35 g）　　黄芩二两（30 g）　　甘草三两（45 g）　桃仁一升（120 g）　　杏仁一升（120 g）　　芍药四两（60 g）　　干地黄十两（138 g）　　干漆一两（15 g）　　虻虫一升（120 g）　　水蛭百枚（60 g）　　蛴螬一升（120 g）　　䗪虫半升（60 g）

【用法】 上十二味，末之，炼蜜和丸小豆大，酒饮服五丸，日三服。（现代用法：共为细末，炼蜜为丸，重3 g，每服一丸，温开水送服。亦可作汤剂水煎服，用量按原方比例酌减。括弧中用量为平时处方作汤剂时成人常用量。）

【功用】 祛瘀生新。

【主治】 五劳虚极。形体羸瘦，腹满不能饮食，肌肤甲错，两目黯黑。

【方解及心得】 大黄䗪虫丸在治疗肝硬化方面是一个常用的方剂，但很少开汤剂应用，因为该方的组成中有几味虫类药，虫类药含有蛋白质，进入人体后作为异体蛋白会与人体发生不良反应，最常见的是荨麻疹，所以常应用丸剂服用。主要的适应证：五劳虚极之形体羸瘦、腹满不能饮食、肌肤甲错、两目黯黑者。

这里的肌肤甲错在临床比较少见，行医三十多年仅仅见过几例典型的，就是周身皮肤干燥皱褶深而多，就像微风吹起湖水中的波纹一样，以手触之碍手，像翘起来的鳞甲似的。两目黯黑就是眼眶发黑，严重者就像熊猫眼一样，在临床上常常可以见到。治疗这类患者除了用药还要嘱患者按时休息。

从药物组成来看，大黄䗪虫丸就是补泻兼施的方子，是在下瘀血汤的基础上进行了加减化裁而成。其中芍药、生地养血润燥；水蛭、虻虫、蛴螬、干漆活血逐瘀，补血与化瘀同用；因肺主皮毛，加杏仁有宣肺、润泽皮毛的作用；加黄芩起着清热作用，因为瘀血不去新血不生，日久则化热。

在用药初期出现大便溏薄，是正常反应，经过月余可自行缓解。疗程要持续半年以上才能见效。这里的肝硬化是代偿期肝硬化，失代偿的及凝血功能较差的禁用此方。

第二节　止　血

止血剂适用于因血液不循常道离经妄行而出现的吐血、咯血、衄血、便血、崩漏等各种出血证。是以止血药如侧柏叶、小蓟、槐花，或艾叶、灶心黄土等为主组成的方剂。临床所见的出血症的病因有寒热虚实的不同，出血部位有上下内外的区别，所以选用出血剂时应辨证论治：因于血热者，治宜凉血止血；因于冲任虚损者，治宜补血止血；因于阳气虚弱失于固摄者，治宜温阳益气摄血；兼有瘀滞者，还要视情况配伍少量活血化瘀药，以防止血而留瘀。此外，还要结合标本缓急情况，急则治其标，缓则治其本，切勿一味地着眼于止血。

用方的同时还要注意配伍禁忌，上部出血时忌用升提药，可适当配伍少量引血下行的药物，如川牛膝；下部出血时忌用沉降的药物，可配伍少量升提药，如升麻、黄芪等。

咳血方

（《丹溪心法》）

【组成】 青黛水飞（10 g） 瓜蒌仁去油（30 g） 海浮石去砂（30 g） 山栀子炒黑（10 g） 诃子（10 g）（原方未著分量）

【用法】 上为末。以蜜同姜汁丸，噙化。（现代用法：水煎服。括弧中用量为本人常用成人处方量。）

【功用】 清火化痰，敛肺止咳。

【主治】 肝火犯肺。咳嗽痰稠带血，咯吐不爽，或心烦易怒，胸胁刺痛，颊赤，便秘，舌红苔黄，脉弦数。

【方解及心得】 咳血方是专为治咳血而设的一个方剂，治疗肺热咳嗽、咳血或痰中带血。临床上引起咳血的病常见的有支气管扩张、肺结核、肺癌，通过实验室检查就能鉴别，虽然中医治病讲究的是辨证，但也要借鉴现代医学的技术把病搞清楚，这样才能正确地判断预后。

方剂的药物组成很简单，就五味药，青黛、瓜蒌仁、海浮石、栀子、诃子。以方测证的话应是治疗肝火犯肺所导致的咳嗽。方中青黛咸寒，清泄肝经火热，为君药。瓜蒌仁清肺化痰兼有润肠通便的作用。海浮石咸寒，是由珊瑚虫聚积而成，存在于海边浅水里，质硬而松脆，是润肺清肺、下气止咳之佳品，适用于肺中热痰，燥热，痰黏难咯者。由于肺热失于肃降，从而失于对肝木的制约，导致肝火上炎，木火刑金，所以加了一味栀子以清心肝之火。诃子是收敛药，具有敛肺下气、止咳的作用。

近期治疗一患者，患肺结核 3 年，服抗结核药曾一度治愈，痰培养及抗酸染色均为阴性，遂停用抗结核药。近日因工作劳累加生气上火导致咳嗽、咳痰，痰中带有血丝，血色鲜红，烦躁易怒，失眠，面颊红赤，便秘，舌红，苔薄黄，脉弦细数。

辨证属于肝火犯肺，痰热壅肺，肺热阴虚，实中夹虚。治疗当清火化痰，敛肺止咳，并佐以养阴生津。处方：青黛10克（包煎），瓜蒌仁30克（打碎），海浮石30克（打碎先煎），栀子10克（炒黑），诃子10克，麦冬30克，白芍30克，北沙参15克，甘草6克。水煎服，每日一剂。前后服药十剂，诸症悉除。

小蓟饮子

（《严氏济生方》）

【组成】 生地黄洗，四两（30 g）　小蓟半两（30 g）　滑石半两（15 g）　木通半两（9 g）　蒲黄半两，炒，（20g包煎）　藕节半两（30 g）　淡竹叶半两（9 g）　当归酒浸，半两（12 g）　山栀子半两（10 g）　炙甘草半两（6 g）

【用法】 日㕮咀，每服四钱，水一盏半，煎至八分，去滓，温服，空心食前。（现代用法：水煎服。括弧中用量为本人常用成人处方量）。

【功用】 凉血止血，利水通淋。

【主治】 下焦瘀热，而致血淋，尿中带血，小便频数，赤涩热痛，或尿血，舌红脉数。

【方解及心得】 小蓟饮子是治疗尿中带血的方子。尿血和血淋有不同，鉴别的要点：一个是小便痛，一个小便不痛，小便通畅而有血是为尿血，小便频数淋漓涩痛是为血淋；血淋在现代医学上属于急性泌尿系感染，病势比较急，往往伴有发热，而尿血往往病势较缓，病程较长。

本方以治疗血淋为主。血淋相当于现代医学的泌尿系感染，往往是由于尿道口不能保持清洁，进而污染尿道所致。中医学认为湿热郁在下焦，阻滞了膀胱的气化，治疗的要点是清利膀胱湿热，恢复膀胱的气化功能。本方剂主要由生地黄、小蓟、滑石、木通、蒲黄、藕节、淡竹叶、当归、山栀子、炙甘草组成，是在导赤散的基础上加味而成的。导赤散是治疗心火下移小肠的。本方清泄下焦湿热，也要去小肠之火，与导赤散功效相似，所以可以把导赤散作为一个基本的方剂。在其基础上加上一些凉血止血药，再加了清热利窍的滑石就可达到清泄下焦湿热的目的。

曾治一位新婚不久的女士，以尿频、尿急、尿痛、尿道灼热感为主诉来诊。病已 3 天，在西医那里应用消炎药，具体不详，症状未得到控制，愈发加重，且尿色呈红色，发热 38.5 ℃，化验检查：尿常规红细胞、白细胞均满布视野。其舌红，苔黄而腻，脉滑数。辨证为湿热瘀阻下焦，膀胱气化不利。治当凉血止血，利水通淋。处方：生地黄 30 克，小蓟 30 克，滑石 15 克，川木通 10 克，炒蒲黄 10 克（包煎），藕节 30 克，淡竹叶 9 克，酒当归 12 克，山栀子 10 克，炙甘草 6 克。服药三剂见效，六剂痊愈。并嘱注意清淡饮食，休息调养。

黄土汤

（《金匮要略》）

【组成】 甘草（6 g） 干地黄（30 g） 白术（15 g） 附子炮（15 g） 阿胶（11 g） 黄芩各三两（9 g） 灶心黄土半斤（100 g）

【用法】 上七味，以水八升，煮取三升，分温二服。（现代用法：灶心土用水先煎取汤，再纳余药续煎，阿胶烊化。括弧中用量为本人常用成人处方量。）

【功用】 温阳健脾，养血止血。

【主治】 脾阳不足，中焦虚寒。大便下血，或吐血、衄血，及妇人崩漏，血色暗淡，四肢不温，面色萎黄，舌淡苔白，脉沉细无力。

【方解及心得】 "黄土汤中干地黄，芩草阿胶术附帮。"这是我早年学习方剂时自编的方歌。方剂的功用是温阳止血，养血。其中灶心土是君药，又名伏龙肝。以往开方时灶心土是自备的，药源比较广泛。30年前广大的农村家家户户都烧地锅，锅的灶壁都是由黄土砌成的，烧锅做饭都用木材、秸秆，久而久之灶壁就被烧成黄褐色，所以用灶心土时取材比较容易。黄土经过长期的火烤，自然就被赋予了温热之性，具备了温中散寒，温脾暖胃的功效。

可如今生活已进入了21世纪，随着科技的发达，城镇化水平越来越高，人们的生活已经脱离了较为原始的用地锅生火做饭的农耕时代，改为烧气烧电，所以灶心土（伏龙肝）已经远离了我们的视线。不过没有关系，我们还会找到替代品。我常常用具有温热之性的炒炭的红茶来代替，同样可以达到温中散寒的目的。灶心土在方中是主药、君药，应用时通常煎汤代水，再纳入其他药续煎。

本方适于大便下血，或吐血、衄血，及妇人崩漏，血色暗淡，四肢不温，面色萎黄，舌淡苔白，脉沉细无力之脾阳不足、中焦虚寒者。这些症状常见于现代医学的胃溃疡、十二指肠球部溃疡以及肝硬化之食管及胃底静脉曲张破裂出血，出血量不多但呈慢性失血状态。

纵观诸症，有阳虚之大便下血，或吐血，或衄血，血色暗淡，四肢不温，面色萎黄，所以配伍了白术、炮附子，健脾气，温脾阳，使离经之血自然归经；有气虚之舌淡苔白，脉沉细无力，是由于长期失血，气血受损所致，所以用了生地黄、阿胶、甘草，一来补充已损之气血，二来是缓和灶心土、白术、炮附子之辛热之性，而且阿胶本身具有补阴和止血的作用。黄芩在此方中是用来反佐的，它既能清肠热，还能防止辛热之品动血，治肠中出血、大便带血。我在临床应用时还要加上一味地榆炭，以加强本方的止血作用。

早在30年前治疗一例中年男性，是一位中学教师，课业负担较重，且经常感觉胃脘痛，痛势悠悠，每当劳累或进食寒凉食品就疼痛加重，疼痛的时间多在餐后2~3小时，胃肠钡餐提示"十二指肠球部溃疡"，近几日发现大便带血，血色晦暗，其面色萎黄，指端发凉，舌淡苔薄白，脉沉迟细弱。

辨证属脾胃阳虚，统血失职，血液不循常道而溢出脉外。治当温补脾阳，养血止血。予黄土汤加减：灶心黄土 100 克，干地黄 30 克，炒白术 30 克，附子 15 克（炮），阿胶（烊化）11 克，黄芩 9 克，甘草 6 克，棕榈炭 15 克，地榆炭 15 克。灶心土用水先煎取汤，再纳余药续煎，每日一剂。服药七剂而愈，并嘱其忌生冷、辛辣、烟酒，保持情绪舒畅。

胶艾汤

（《金匮要略》）

【组成】 川芎二两（12 g）　　阿胶二两（11 g）　　艾叶三两（9 g）　　甘草二两（6 g）　　当归三两（12 g）　　芍药四两（15 g）　　干地黄六两（30 g）

【用法】 上七味，以水五升，清酒三升合煮，取三升，去滓，内胶令消尽，温服一升，日三服，不差，更作。（现代用法：用砂锅加水煎煮后去渣，入阿胶于汤液中融化，温服。括弧中用量为本人常用成人处方量。）

【功用】 补血止血，调经安胎。

【主治】 妇人冲任虚损。崩中漏下，月经过多，淋漓不止；或半产后下血不绝；或妊娠下血，腹中疼痛。

【方解及心得】 胶艾汤是四物汤加艾叶、阿胶、甘草而成。四物汤补血养血，其中地黄和芍药为补血的阴药，具有静的属性；当归、川芎养血和血属于阳药，具有动态的属性。古人在组方的时候往往动静结合，这样可以补而不滞，亦有利于药物的吸收。

阿胶产于山东东阿镇，是用驴皮经过加工熬制而成，为血肉有情之品，补血的作用较强，在阿胶的复方中还含有黑芝麻、核桃仁、黄酒的成分，寓意为补血之中兼有补阳，补阳就意味着能温经散寒。方中艾叶有暖宫散寒的作用，和阿胶相配相得益彰。

　　应用本方治疗妇人冲任虚损，崩中漏下，月经过多，淋漓不止，或半产后下血不绝，或妊娠下血，腹中疼痛者皆可取效，但需要加减。

　　曾治疗一女性，形体偏瘦，面色萎黄，经行小腹绵绵作痛，月经后期，量少色暗淡，质稀，舌淡暗，脉沉迟细弱。因冲任虚寒，阳虚寒凝脉络，血行不畅，加之平时气血不足，致无血可下。治当养血和血，温经散寒。处方：川芎 12 克，阿胶 11 克（烊化），艾叶 10 克，甘草 6 克，当归 12 克，炒芍药 30 克，熟地黄 30 克，生姜 3 片。水煎服，每日一剂。于月经来之前 10 天服用 7～10 剂。连用 3 个周期后，月经正常，腹痛消失，面色亦转红润。这里用熟地是因为熟地比生地的温经补血作用要强一些，并用生姜为引，增强温经散寒的作用。

第九章　治风剂

　　凡是以辛散祛风或熄风止痉的药物为主组成，具有疏散外风或平熄内风的功效，用来治疗风病的方剂，统称治风剂。概括地讲，风病包括"外风"和"内风"，外风是指风邪侵袭人体，留于肌表、经络、筋肉关节等处，常常"寒、湿、燥、热"诸邪共同为患，所以临床又有风寒、风湿、风燥、风热的不同。外风的表现主要可见头痛、恶风、皮疹伴瘙痒，肢体麻木，关节屈伸不利，或口眼㖞斜，甚则角弓反张等症。内风主要由于内脏病变而生，其病机主要有肝阳化风、热盛动风、阴虚风动及血燥生风等。临床可见眩晕、震颤、肢体抽搐、语言不利，甚或猝然昏倒、不省人事、口眼㖞斜等症。

　　治疗上首先要辨清是外风还是内风，属于外风者应疏散外风，并根据寒、湿、热、燥的兼夹程度适度配伍相关药物；属于内风者要平熄内风，如兼有痰、瘀、虚者，要灵活加减，合理化裁。

第一节　疏散外风

消风散

（《外科正宗》）

【组成】　当归　生地　防风　蝉蜕　知母　苦参　胡麻荆芥　苍术　牛蒡子　石膏各一钱（各3 g）　甘草　木通各五分（各1.5 g）

【用法】　水二盅，煎八分，食远服。（现代用法：水煎，饭前饭后都需要2小时服用。括弧中用量为平时处方成人常用量。）

【功用】　疏风养血，清热除湿。

【主治】　风疹、湿疹。皮肤疹出色红，或遍身云片斑点，瘙痒，抓破后渗出津水，苔白或黄，脉浮数有力。

【方解及心得】　消风散的自编方歌："消风散内含荆防，蝉蜕胡麻苦参苍；归地知膏蒡通草，风湿瘾疹服之康。"方剂的组成药物归类大致可分为以下几个方面：1. 祛风药，有荆芥、防风、牛蒡子、蝉蜕，风为阳邪，侵及人体多犯及体表和头面部，用风药取风能胜湿之意；2. 养血润燥的药，血虚容易生燥生风，用当归、生地和胡麻（黑芝麻）养血和血；3. 清热祛湿的药，有木通、苦参、苍术；4. 清肠胃之热，用石膏、知母、甘草。总之病机特点就是素有血虚，感受风热或风湿之邪，郁遏于肌肤分肉之间，发为"瘾疹"。有的表现为片状疹块，瘙痒难耐，也就是现在常说的荨麻疹，也有的发为小的疱疹，基底红，痒，搔之则有渗出黏液，往往缠绵难愈，类似于现在的水痘初起。至于其他的皮肤病，如"天疱疮"等，只要符合该方所对应疾病的病机就可以加减应用。

病例一：曾治一中年女性，因全身疱疹半月余就诊。起初发生于头面、颈部、耳后，渐波及前胸、后背，疱疹大小如黄豆及花生米不等，基底略红晕，疱液黄而混浊，因为痒不得不用手搔抓，凡抓溃流出的疱液沾染之处又会生出新的疱疹，这样疱疹逐渐蔓延至全身，皮肤溃烂，伴有纳差、失眠、烦躁，大便黏滞不爽，舌红，苔白微黄腻，脉浮而细弱。面对如此复杂的证候，没有成功的经验可供借鉴，只好硬着头皮细细琢磨，综合脉症，考虑病初发于头面，高巅之上唯风可到。病位在皮表，基底红，疱液混浊，为湿热郁遏肌腠，辨为风湿热共存。治当疏风解表，清热祛湿健脾。予消风散化裁：防风10克，荆芥6克，金银花20克，蝉蜕6克，当归10克，生地30克，苦参6克，薏苡仁40克，苍术15克，牛蒡子15克，茯苓30克，防己9克，通草6克，甘草6克。五剂，水煎服，每日一剂。

二诊：服上方后，未再生出新的疱疹，原有疱液大部分被吸收，疱皮收缩，瘙痒减轻，夜间睡眠质量较前提高，大便通畅，烦躁缓解，舌苔较前有所退化。效不更方，用前方继服五剂。

三诊：疱液吸收，疱皮干瘪起皱，部分创面干燥结痂，纳食睡眠正常，二便正常，舌质仍红，苔已退化，脉细弱。但自述服药后出现恶心，约1~2小时后消失，考虑此为苦参的不良反应，证属余热仍在，正气未复，上方去苦参，加黄柏10克，继服七剂。

四诊：全身疱疹创面大部分结痂，有的痂皮陆续脱落，创面愈合较好。为防止复发，将上述方剂继服五剂，改隔日一剂，调理善后。

病例二：青年女性30岁，系本院职工，面部散在粟粒样皮疹，不痒，基底部略红，两年来此消彼长，影响美观，曾应用中药治疗未效，找我处方。舌脉基本正常，考虑头面位于人体上部，风夹热邪可犯，遂辨证为风热郁遏肌表。治以疏风散邪。予消风散加减：荆芥6克，防风 6 克，金银花 10 克，连翘 10 克，蝉蜕 6 克，当归 12 克，生地 20 克，胡麻仁 10 克，薏苡仁 30 克，通草 6 克，甘草 6 克，黄芩 12 克。前后共服十剂，皮疹渐干燥，脱屑而痊愈。随访，十年未再复发。该病例我本没有把握，除了皮疹几乎是无证可辨，只是试探性地开方，事前没有想到取效甚捷。

此外，应用本方治疗荨麻疹多例，屡用屡效，未曾失手。

川芎茶调散

（《太平惠民和剂局方》）

【组成】 川芎　荆芥去梗，各四两（各 12 g）　白芷　羌活　甘草各二两（各 9 g）　细辛去芦，一两（6 g）　防风去芦，一两半（10 g）　薄荷不见火，八两（6 g）

【用法】 为细末，每服二钱，食后清茶调下，常服清头目。（现代用法：上药共为细末，每服 6 g，每日二次，清茶调下。我常常变换剂量让患者水煎服。括弧中用量为本人常用成人处方量。）

【功用】 疏风止痛。

【主治】 外感风邪头痛。偏正头痛或巅顶作痛，恶寒发热，目眩鼻塞，舌苔薄白，脉浮。

【方解及心得】 川芎茶调散专治外感风邪头痛，或偏正头痛，或巅顶作痛。因为是由外感引起，所以伴有恶寒发热、目眩鼻塞等症状。如果得病时间不长，又是为外感所引起的，应用本方疗效卓著。但临床遇到的前来就诊的头痛患者多半是陈年痼疾，经多家医院、多位医生治疗未能彻底除根，多自述遇风受寒就疼痛加重，并且疼痛随季节变化，秋冬季节加重，春夏季节则暂缓，且有时内伤和外感难以区分。这没关系，只要辨证为外感风邪所引起的，就可选择本方治疗。

细看本方的药物组成，川芎、荆芥、羌活、白芷、防风、薄荷，都是辛味发散走窜的药，在多数辛温药之中加了一味辛凉的薄荷以示反佐，用它来制约方剂中诸药的温燥之性。用川芎作主药，因为川芎辛温香窜，可以上至巅顶，下行血海，为血中之气药，即活血又行气，素有"川芎为头痛必用之药"之说，所以用它为主药。根据中医的理论"通则不痛，痛则不通"，以川芎为主药就是看中了它的通的性。方后用清茶调下，清茶就是绿茶，是清火的，是凉性的，可与薄荷相须为用。

曾治一女性患者，患偏头痛多年，为产后受风寒所致。虽经积极治疗但未能达到根治，每遇坐卧当风受寒则病情加重，疼痛发作较甚时以掌击头，痛势可暂缓，舌淡苔薄白，脉浮细弱。辨为外感风寒，壅遏脉络，正气不足以抗邪外出。治当发散风寒，通络止痛。处方：川芎 30 克，荆芥 12 克，白芷 9 克，羌活 10 克，甘草 6 克，细辛 10 克，防风 6 克，薄荷 6 克，白芍 15 克，甘草 6 克。水煎服，每日一剂。

二诊：服上方五剂，疼痛略有缓解，遂将上方川芎的剂量改为 60 克。继服六剂后病情明显缓解，建议将上方打成水丸调理善后。随访半年未见复发。

牵正散

(《杨氏家藏方》)

【组成】 白附子（15 g） 僵蚕（12 g） 全蝎去毒，各等分，并生用（6~9 g）

【用法】 为细末，每服一钱，热酒调下。（现代用法：为细末，每次 3 g，温开水送下。亦可水煎服，用量按原方酌情增减。括弧中用量为平时作汤剂时成人处方常用量。）

【功用】 祛风、化痰、止痉。

【主治】 中风，口眼㖞斜。

【方解及心得】 "牵正散治口眼偏, 白附僵蚕全蝎研。"它是治疗面神经麻痹的专方, 属于外风所致, 风寒之邪中于经络, 气血运行不畅。一年四季均可发病, 但以夏秋冬季为最常见, 夏天过度扇风扇, 秋冬季节感受寒凉。临床上我常将上药开具中药方水煎服, 具体用量为: 白附子 15 克, 僵蚕 12 克, 全蝎 3 条。方中僵蚕、全蝎为异体蛋白, 个别患者会出现荨麻疹, 那就需要调整药物。关于全蝎, 大多为养殖户提供, 如果养殖的地点远离重金属工业区, 处于一个环境清洁的地方, 那么这个全蝎就不会重金属超标, 对人体不会带来伤害。一般从发病到治愈大约需要一个月的时间, 如果失治误治耽搁了治疗时间, 治疗的难度就会增加, 最终导致口眼㖞斜不能完全矫正过来。

当然, 除了中药内服治疗之外还要配合针灸, 能够缩短疗程。诸如合谷、颊车、下关、翳风等穴均可选用。另外还要嘱患者避风寒、忌过劳。

治疗本病时还要与内风相鉴别。内风患者平时有高血压病史, 近来控制不佳, 多伴有肢体的麻木, 另外现在有着 CT (扫描)、MR (磁共振) 等影像学的支持, 对其不难鉴别。

在应用本方治疗疾病时, 一定不要将白附子和附子弄混了。《本草纲目》云: "白附子乃阳明经药, 与附子相似, 故得此名, 实非附子也。"附子是毛茛科多年生草本植物乌头块根上所附生的子根, 主产于四川。其外皮灰黑, 内部白色。因加工不同又有盐附子、炮附子、黑附片、白附片之分。但值得注意的是白附片是附子剥去外皮后, 用硫黄熏成白色的。不可望文生义, 误认为白附片就是白附子。白附子与附子的外形相似, 但体积较附子略小。《中国药典》载, 白附子系天南星科多年生草本植物独角莲的块茎, 其表面类白色或淡黄色, 内部类白色。

小活络丹（原名活络丹）

（《太平惠民和剂局方》）

【组成】 川乌炮，去皮脐　　草乌炮，去皮脐　　地龙去土　　天南星炮，各六两　　乳香研　　没药研，各二两二钱　　（常用中成药）

【用法】 上为细末，入研药令匀，酒面糊为丸，如梧桐子大，每服二十丸，空心、日午冷酒送下，荆芥茶下亦得。（现代用法：以上六味，粉碎成细粉，过筛，混匀，加炼蜜制成大蜜丸。每丸重3 g。口服，温开水送服，一次1丸，一日2次。）

【功用】 祛风除湿，化痰通络，活血止痛。

【主治】 风寒湿邪留滞经络之间，致肢体筋脉挛痛，关节伸屈不利，疼痛游走不定。亦治中风，手足不仁，日久不愈，经络中有湿痰死血，而见腰腿沉重，或腿臂间作痛。

【方解】 小活络丹原名是活络丹，中成药很普及，各大药店有售，主要成分有：川乌、草乌、天南星、地龙、乳香、没药等，具有祛风湿、通经络、活血化瘀的作用，所以能解痉舒挛而止疼痛。因为川乌、草乌、天南星都是有毒的，只能暂用不能久服。久服对肝肾功能有损伤，为安全起见，用药前首先要检查肝肾功能，肝肾功能正常方可应用，并且用药期间要动态复查肝肾功能，以早期监测肝肾功能的变化情况。

我在临床将此方主要用于治疗寒湿痹证所致的筋脉挛急，关节疼痛，遇寒加重，甚则关节变形者，另外还用于治疗中风后遗症，病机属顽痰死血积于经络关节，痹阻经脉而引起的肢体屈伸不利者。

丸剂属于慢功，须坚持方能取效。由于本方药属于大辛大热之品，服用时间长了，有伤阴耗血之虑，所以必要时可给予六味地黄丸以佐之。

第二节　平熄内风

《素问·至真要大论》讲："诸风掉眩，皆属于肝。"所以内风与肝的关系比较密切，因此平熄内风主要是治肝。但根据发病机制和临床表现，又有虚实之分。实证有热极生风、肝阳化风，治宜平肝熄风。常用药物有羚羊角、钩藤、天麻、菊花、白蒺藜、生石决明等。代表方有羚角钩藤汤和镇肝熄风汤。虚证见于温病后期邪热伤阴，阴虚风动。常用药物有地黄、白芍、阿胶、鸡子黄等，代表方有地黄饮子、大定风珠。

羚角钩藤汤

(《通俗伤寒论》)

【组成】　羚角片先煎，钱半（3 g，药房有现成的粉剂可冲服）　　霜桑叶二钱（10 g）　京川贝去心，四钱（12 g）　　鲜生地五钱（30 g）　　双钩藤后入，三钱（50 g）　　滁菊花三钱（9 g）　　茯神木三钱（15 g）　　生白芍三钱（30 g）　　生甘草八分（6 g）　　淡竹茹鲜刮，与羚羊角先煎代水，五钱（15 g）

【用法】　水煎服。（括弧中用量为本人常用成人处方量。）

【功用】　凉肝熄风，增液舒筋。

【主治】　肝经热盛，热极动风。高热不退，烦闷躁扰，手足抽搐，发为痉厥，甚则神昏，舌质绛而干，或舌焦起刺，脉弦而数。

【方解及心得】　羚角钩藤汤的方歌："羚羊钩藤贝桑叶，生地菊草竹茯芍。"羚角钩藤汤是平熄内风剂中一个很重要的方剂。但凡在热病当中出现热入阴分、血分，耗伤阴血，造成肝经热盛、热极生风证候的均可用之。在方中羚羊角作为君药，擅清肝经之热。羚羊虽属国家重点保护动物，但市场上还能买到羚羊角粉，用犀角会更好，凉血作用非常强，遗憾的是我没有用过，也没有体会，只是从古代医家的著作资料中了解过。总之，无论是犀角还是羚羊角，它们的清热作用和一些大寒沉降之品不同，是清中有散，这是其他的清热寒凉药所不能及的。另外因为热邪入了阴分、血分，所以配了一些熄风、养阴的药。生地用鲜生地，重在清热生津，合白芍可以更好地清肝养阴；用钩藤和桑叶配合羚羊角熄风止痉。对热病后期阴血耗损所致的筋脉抽搐、角弓反张有效。钩藤味甘苦、性凉，煎煮时不要忘了后下，因含的有效成分钩藤碱，久煎易被破坏。临床一般用30克，但用到60克效果更好。

桑叶、菊花入肝肺二经，大量的清肝药加上桑叶能更好地清肝热，而且能散热外透。关于菊花的论述，方剂大家王绵之曾说：一般解表剂，散外风、除风热用黄菊花，治内风、散肝热用白菊花，而白菊花最好的是安徽滁州产的道地菊花。当然亳州菊花、杭州菊花也有很好的疗效。遗憾的是现在临床应用分得并不那么仔细。

用川贝和竹茹是因为热邪久羁，伤津耗液，酿生热痰。川贝能除热痰，能散结，且能润肺。竹茹既能除热痰，又能清经络中热邪。再用一点生甘草，能清心火，开心窍，并且因是肝苦急，急食甘以缓之。

2013年的7月到10月，我院收治了多名从周边县区转来的流行性乙脑患者。一般患者均出现高热不退，发热7～10天即转入昏睡、谵妄、甚则昏迷状态，常常伴有颈抵抗，肢体抽搐，舌质是红的，苔往往是薄黄，或黄厚欠润，或苔现黑色，脉洪大或弦细数。辨证属肝经热盛，热极动风。治当凉肝熄风，增液舒筋。处方：羚角粉3克（冲服），霜桑叶10克，川贝12克，生地30克，双钩藤40克（后入），滁菊花9克，生白芍30克，生甘草6克，淡竹茹10克，生石膏50克，知母 10 克。这样服用 7～10 天，高热均能顺利降下来，且用药后昏迷的时间相对缩短，肢体抽搐次数较不用中药的患者明显减少。随之舌脉也有很大程度的改善。此外，本方对于手足口病 EV71（肠道病毒 71型）感染的患儿肢体抽动症状亦有效。

镇肝熄风汤

（《医学衷中参西录》）

【组成】 怀牛膝一两（30 g）　生赭石轧细先煎，一两（30 g）　生龙骨捣碎先煎，五钱（30 g）　生牡蛎捣碎先煎，五钱（30 g）　生龟板捣碎先煎，五钱（15 g）　生杭芍五钱（30 g）　玄参五钱（30 g）　天冬五钱（15 g）　川楝子捣碎，二钱（6 g）　生麦芽二钱（6 g）　茵陈二钱（10 g）　甘草钱半（6 g）

【用法】 水煎服。（括弧中用量为本人常用成人处方量。）

【功用】 镇肝熄风，滋阴潜阳。

【主治】 肝肾阴亏，肝阳上亢，气血逆乱。头目眩晕，目胀耳鸣，脑部热痛，心中烦热，面色如醉，或时常噫气，或肢体渐觉不利，口角渐形㖞斜；甚或眩晕跌仆，昏不知人，移时始醒；或醒后不能复原，精神短少，脉长有力。

【方解及心得】 "镇肝熄风（汤）芍天冬，玄参龟板赭茵共；龙牡麦芽甘膝楝，阴虚阳亢定能潜。"药味虽然多，但记忆背诵还是比较容易的，临床上主要用来治疗高血压病属阴虚阳亢者，以中老年患者居多。记得同村有一位老年女性，已年届九旬，生活尚能自理，行走不用拐棍。有一天赶巧我回家乡，看到老人走在路上，突然见其踉踉跄跄差点摔倒，顺势坐在了一个土堆上，两手打开一个小手绢，里面包着几根银针，自己用针扎在了巅顶的百会穴，几经捻转，总共用时大约 3 分钟，老人头晕就缓解。后经了解，老人常年患有高血压病，平时血压在 200/110 mmHg，不用降压的西药，头晕是常有的事情，常一日数发，每当眩晕发作，自己用针刺来缓解。

面对此情，征得老人及其家人同意给其开方用药。我看过脉舌：脉长弦有力，舌红体瘦，满口的牙齿已脱落过半。考虑老人年事已高，肾水亏极，阴不敛阳，肝肾之阳浮越，遂处方：怀牛膝 30 克，生赭石 30 克（轧细先煎），生龙骨 30 克（捣碎先煎），生牡蛎 30 克（捣碎先煎），生龟板 15 克（捣碎先煎），生杭芍 30 克，玄参 30 克，天冬 15 克，川楝子 6 克（捣碎），生麦芽 6 克，茵陈 10 克，甘草 6 克。用砂锅熬，每日一剂，水煎服，早晚各服一次（一剂药液分二次）。服药十剂，由每日数发减为数日一发，每天早上 8～10 点测血压，血压值较服药前平均下降 30～40 毫米。为什么选在早上测血压？因为一日当中早上 8～10 点血压已占到了最高点，这样更能准确地反映血压的水平和降压的效果。

本例患者属肝阳亢极生风，用镇肝熄风汤重镇平肝，养阴熄风。方中赭石、龙骨、牡蛎、龟板重镇潜阳，配牛膝疗效更好。牛膝性温，其特点是，既能引血下行又能补肝肾，行中有补。如果是眩晕欲仆，有中风之先兆者，可加用生石决明 40 克、龙齿 30 克（打碎先煎）。龙齿重镇、镇惊之力比龙骨强，龙骨主要收敛心气及浮阳。这些都是来自前人的经验。

由于阴阳是相互平衡，互根互用的，单凭重镇下潜的药还不足以让浮阳长时间下沉，还需要配伍天冬、白芍、玄参以补肝阴，养肾阴，柔肝体，只有这样才能把上面沉下来的阳气接纳住，融为一体，以达到"阴平阳秘"的目的。方中用天冬没有用麦冬，是因为天冬补肾阴，而麦冬是以清心火、养胃阴为主。玄参不仅能滋阴清热，它还能引肾水上行，能使水火相济。

由于本方证肝阳上浮得厉害，恐肝经滋生相火，故少佐川楝子泄肝热，舒肝气。因为肝喜条达，恐重镇过度伤及肝气和胃气，所以加茵陈、麦芽疏达肝气，固护胃气。由方中诸药配伍来看前人在选方用药时，对于虚实补泻总是在照顾阴阳气血的平衡，我想应该与"中庸之道"的哲学思想是分不开的。

天麻钩藤饮

（《杂病证治新义》）

【组成】　天麻（12 g）　　钩藤后下（30 g）　　石决明打碎先煎（30 g）　山栀子（10 g）　　黄芩（12 g）　　川牛膝（12 g）　　杜仲（10 g）　　益母草（30 g）　　桑寄生（12 g）　　夜交藤（30 g）　　朱茯神（15 g）

【用法】　可改为汤剂水煎服。（括弧内为本人常用成人处方量。）

【功用】　平肝熄风，清热活血，补益肝肾。

【主治】　肝阳偏亢，肝风上扰。头痛，眩晕，失眠，舌红，苔黄，脉弦。

【方解及心得】　本方主要治疗肝阳上亢所致的头晕、头痛、头胀等症，舌脉表现为舌红，苔薄白或薄黄，脉弦细或弦大无力。方中天麻、钩藤、石决明平肝熄风为君药。山栀子、黄芩清肝经之热为臣药。益母草活血利水，牛膝引血下行，配伍杜仲、桑寄生补益肝肾，夜交藤、茯神安神定志，俱为佐使药。目前此方在临床上多用来治疗高血压患者符合肝阳上亢之病机者。这类患者一般年事已高，望诊面部多红润而光亮，往往给人一种"鹤发童颜"的感觉，但其实这类患者潜在着很大的隐患。给其测血压的话，大都达到"高血压Ⅲ级"的诊断标准。一旦遇到情绪的大起大落，就会出现"高血压危象"或"高血压脑病"，即所谓的"厥则暴死，气复反则生，气不反则死"。

因此，针对这类患者开药处方时，天麻可用至30克，钩藤可用至60克，甚至更大。钩藤要后下，以免钩藤碱丢失疗效。

记得读博士期间跟随丁书文教授上专家门诊，遇到了这么一个老年患者。来时血压特别高，面色红润，自觉头晕乎乎的且脑中有热感，走起路来有头重脚轻的感觉。经辨证属肝阳化风，遂予天麻钩藤饮加女贞子30克，旱莲草30克，玄参30克。其中钩藤用了30克治疗。取六剂，其中钩藤单包后下，这样算上钩藤共7袋药。水煎服，每日一剂。

二诊：自述前六剂服毕效果较好，但最后一剂药（带钩的药和前者不一样），效果更好，服后头脑很清凉。听患者这么一说，丁老马上意识到患者把180克钩藤当作一服药全吃了，且没有什么不良反应。我翻开《中药大辞典》查找钩藤目下，亦有标记最大量可用至60克。自那以后我在临床上用钩藤时基本上都用60克以上。在一些顽固性高血压对大多数西药降压药都没有任何反应的情况下，用中药治疗还是一个不错的选择。

第十章　润燥剂

润燥剂是以轻宣或滋润药为主组成，能够宣肺除燥、滋阴润燥，用来治疗燥证的方剂。燥分为内燥和外燥，外燥又分为凉燥和温燥。凉燥发于秋末冬初，津液未必亏损，而是由于燥邪的收敛，肺气不能布津，所以治疗要轻宣肺气，少佐一点滋润的药。温燥多发于夏末秋初，是夏末的暑气和秋初的燥气结合而成，多津亏液耗。内燥是由津亏液耗、脏腑失濡而致。所以在治疗温燥和内燥的时候都要用甘寒滋润的药物。之所以不用苦寒之品，是因为苦寒之品既容易化燥伤阴，又可以伤及胃阳，使津液更加不能布散。

此外，临床上的燥证不是纯粹的燥证表现，往往兼夹湿痰。因为燥邪伤肺，肺气失于宣发或病人素有湿痰，加之润燥剂的应用，痰浊容易内生，所以处方时要加一些祛痰的药物。另外内燥有发于脾虚不运化者，还要加一些健脾的药；有血虚生燥的还要配伍养血的药物。

第一节 轻宣润燥

桑杏汤

(《温病条辨》)

【组成】 桑叶一钱（9 g）　　杏仁一钱五分（9 g）　　沙参二钱（10 g）象贝一钱（12 g）　　香豉一钱（6 g）　　栀皮一钱（10 g）　　梨皮一钱（10 g）

【用法】 水二杯，煮取一杯，顿服之，重者再作服。（现代用法：水煎服。括弧中用量为本人常用成人处方量。）

【功用】 清宣温燥。

【主治】 外感温燥，邪在肺卫。身不甚热，干咳无痰，咽干口渴，右脉数大。

【方解及心得】 "桑杏汤用浙贝宜，沙参栀豉与梨皮。"本方是治疗外感温燥的方剂，临床见症为身热，但以低热为主，体温37.2 ℃～37.8 ℃，咽干口渴，干咳无痰或痰少而黏。因为温燥伤肺，肺气失于宣发，肺津不布，津液聚而为痰，气道之水分在温热之邪的蒸发下，痰愈发变黏了，就不容易咳出来。因为是温燥，故舌苔是白而欠润的，甚至薄黄而干，舌质是红的，脉浮数。

与治疗风热表证的桑菊饮证相比较，这个方剂的主治热症不甚，但燥症明显。所以本方是在凉润药物的基础上，配伍了清热药栀子、豆豉。栀子清上焦之热，豆豉祛胸中郁结之邪热。因为该方证的特点是邪在肺，所以用桑叶和杏仁作主药。桑叶既具有散热的作用，又能清肺中的邪热，再配以杏仁的苦温，能除肺中温燥之邪。加入栀子、豆豉，散热除烦。加浙贝母散结化痰，是针对痰液黏稠不易咳出而设。加沙参和梨皮养阴生津、润而不腻，有利于稀释痰液，使痰液易于咳出。我用本方治病也不仅仅只限于温燥，但凡见到干咳无痰，或痰少而黏不易咳出，或黏痰中带有血丝者，视情况均可用本方加减。

第二节　滋阴润燥

百合固金汤

（《医方集解》引赵蕺庵方）

【组成】　生地黄二钱（30 g）　　熟地黄三钱（30 g）　　麦冬钱半（30 g）　百合　白芍炒　当归　贝母　生甘草各一钱（10 g）　　玄参（30 g）桔梗各八分（12 g）

【用法】　水煎服。（括弧中用量为本人常用成人处方量。）

【功用】　养阴润肺，化痰止咳。

【主治】　肺肾阴虚。咳痰带血，咽喉燥痛，手足心热，骨蒸盗汗，舌红少苔，脉细数。

【方解】　"百合固金二地黄，玄参贝母桔甘尝；麦冬芍药当归配，喘咳痰血肺家康。"此方在呼吸内科或结核病传染科用得较多，说白了就是治疗结核病的专用方。临床治疗结核病见咳嗽、咯血，血色鲜红，或痰中带血，午后低热大多在38 ℃以下，手足心热，骨蒸盗汗，舌红少苔，脉细数，属肺肾阴虚火旺者。

　　肺肾两脏在生理上相互联系，相互依赖，病理上相互影响。肺为水上之源，肺之阴津充足，通过肺之肃降就会下潜于肾而潜藏，为肾中精气提供物质基础。若肾阴不足，不能上乘于肺，进而导致肺阴虚，阴虚则火旺。如此循环使肾阴更加不足。所以在方中用了生地黄补肺，熟地黄补肾中精血，再用麦冬、玄参、百合作为臣药以加强滋阴清火的作用。再从脏腑间的联系来看，肺气的肃降也离不开肝气的疏泄和其调畅气机的作用，所以加了当归养血和血、白芍养阴柔肝，使木气难以生火，防止暗耗阴津。加桔梗、川贝母清肺化痰，因为肺之阴虚火旺容易炼液生痰。

　　曾治一肺结核患者，饮酒成癖，抗结核药应用不规律。使结核病经年不愈，形体消瘦，咳痰带血，午后骨蒸潮热，夜间手足心热，乏力，纳差，大便略干，舌质红，舌体瘦，脉细数。辨证属肺肾之阴虚火旺，兼有脾气亏虚，运化失健。治疗养阴润肺，化痰止咳，佐以健脾益气，并嘱其息妄想，调情志，勿过劳，远房事，调节饮食，戒酒。处方：生地黄30克，熟地黄30克，百合15克，麦冬30克，白芍30克，当归12克，川贝母12克（打碎），玄参30克，桔梗12克，党参30克，山药30克，莲子30克（打碎），甘草6克。每日一剂，水煎服，服药六剂。二诊时，诸症较前明显减轻，仍有轻微的咳嗽，痰中带血丝，骨蒸潮热轻微，上方加黄芩12克、地骨皮12克、三七粉3克。继用六剂，诸症消失。

　　为巩固疗效将上方改为隔日一剂，水煎服。服药三十余剂，上述临床症状未再复发。

麦门冬汤

（《金匮要略》）

【组成】 麦门冬七升（60 g）　　半夏一升（12 g）　　人参三两（10 g）
甘草二两（6 g）　　粳米三合（30 g）　　大枣十二枚（3 枚）

【用法】 上六味，以水一斗二升，煮取六升，温服一升，日三夜一服。（现代用法：水煎服。括弧中用量为本人常用成人处方量。）

【功用】 滋养肺胃，降逆和中。

【主治】 1. 肺阴不足。咳逆上气，咯痰不爽，或咳吐涎沫，口干咽燥，手足心热，舌红少苔，脉虚数。2. 胃阴不足。气逆呕吐，口渴咽干，舌红少苔，脉虚数。

【方解及心得】 "麦门冬汤人参夏，甘草粳米大枣加。"方歌就两句话，比较容易记住。但此方在临床上用的机会比较少。作为医生记忆的方子虽多，但真正遇到不易辨的"证"，一时想找出一个方子来对号入座是比较困难的。在第五版中医内科学"肺痿"一病中，麦门冬汤是治疗虚热型肺痿的，是由长期的慢性肺系疾病导致的肺热叶焦。临床主要表现为咳逆上气，咯痰不爽，或咳吐涎沫，口干咽燥，手足心热，舌红少苔，脉虚数，为肺阴不足所致。但并非所有慢性肺系疾病都能见到这些症状。

曾治一男性，年20岁，每天早上起床后干咳，无痰，一阵咳后就出现"干呕"的情况，吐出几口涎沫便能缓解，伴有燥热烦渴。症状持续半年，经人介绍寻我诊治。其舌体瘦薄，少苔，脉细数。辨证为肺胃阴虚，肺胃之气上逆。处方：麦门冬60克，清半夏12克，人参10克，粳米30克，生甘草6克，大枣3枚。每日一剂，水煎服，服用十剂而愈。

《金匮要略》载："大逆上气，咽喉不利，止逆下气者，麦门冬汤主之。"而且针对其证候，麦冬的用量很大。麦冬的特点是甘、微苦，微寒，入心、肺、胃经，更主要的是入胃经。在这里要与天冬相鉴别，天冬是甘苦寒药，能入肾经，临床应用要加以区分。在因胃中阴虚或肺中阴虚而出现肺胃有热气逆的时候，应以清热养阴为主，忌用苦寒药，否则容易伤阴耗气。因为阴虚则生内热，所以在大剂量麦冬的基础上加一些人参、甘草、粳米和大枣，益气养胃。之所以益气是因为气能生津行津。

配半夏是因为胃中气火上逆，虽苦辛温燥，但在用大剂量麦冬的前提下是没有伤阴之弊的。如果降逆的疗效不好的话，还可加竹茹12克、生姜适量，或旋复花30克（包煎）。

另外应用该方治疗2型糖尿病所见胃阴不足之气逆呕吐、口渴咽干、舌红少苔、脉虚数者，可加沙参、黄连和少量的生姜，对缓解症状、降低血糖具有明显的疗效。

第十一章　祛湿剂

　　临床上应用祛湿剂治疗疾病的时候，首先要明确湿邪生成的原因有哪些，湿邪侵袭的部位在哪，湿邪为病的特点是什么，湿邪是独立致病还是兼夹其他如风湿、寒湿、湿热等病邪。这些问题弄清楚了，才能有的放矢的立法处方。

　　作为致病因素，湿邪的生成主要有久居湿地、淋雨、涉水、冒雾露而行等。如在江浙一带盛夏的梅雨季节，空气中湿度较大，湿邪就较重。湿邪往往是附着于经络、肌肉、关节等处而致病，还有的患者是经常食用生冷或喝冷饮，损伤了中焦的阳气，而产生内湿致病。

　　因此治疗湿病主要是健脾祛湿、芳香化湿、利水渗湿、温阳化湿。总之，无论怎么用药，湿邪的主要出路有两个，一个是从汗而解，一个是从小便而解。所涉及的脏腑主要为脾肺肾三脏。脾主运化水湿，古人有"治湿当健脾，脾旺湿自绝""祛湿不健脾非其治也"之说；肺主宣发，"为水上之源""肺通调水道"；肾主膀胱气化，有助于湿邪从小便而解，《内经》曰"膀胱者，州都之官，津液藏焉，气化则能出矣。"所以在处方中要根据不同的病因病机，灵活选择和配伍一些发散解表、芳香化湿、温阳化湿、利水渗湿、清热利湿、祛风胜湿的药物，必要时还可配伍一些行气药，因为湿为阴邪，易阻滞气机，气行则水行。

　　由于湿性黏滞，所致疾病多缠绵难愈，非三五剂药所能解决，如果辨证无误要注意守方并灵活化裁，缓慢调摄，方达目的。

第一节　燥湿和胃

　　燥湿和胃剂适用于湿浊阻滞、脾胃失和所致的脘腹痞满、嗳气吞酸、呕吐泄泻等症，常用苦温燥湿与芳香化湿药配在一起，还可以配点行气的药，如苍术、陈皮、藿香、白豆蔻、大腹皮等。代表方如藿香正气散。

藿香正气散

（《太平惠民和剂局方》）

　　【组成】 大腹皮（30 g）　　白芷（9 g）　　紫苏（20 g）　　茯苓去皮，各一两（30 g）　　半夏曲（12 g）　　白术（30 g）　　陈皮去白（12 g）　　厚朴去粗皮，姜汁炙（15g）　　苦桔梗（各二两）12 g　　藿香去土，三两（30 g）甘草炙，二两半（6 g）

　　【用法】 上为细末，每服二钱，水一盏，姜三片，枣一枚，同煎至七分，热服，如欲出汗，盖衣被，再煎并服。（现代用法：共为细末，每服 6 g，姜、枣煎汤送服。以上是我作汤剂的成人处方常用量。）

　　【功用】 解表化湿，理气和中。

　　【主治】 外感风寒，内伤湿滞。霍乱吐泻，发热恶寒，头痛，胸膈满闷，脘腹疼痛，舌苔白腻，以及山岚瘴疟等。

【方解及心得】 "藿香正气（散）芷陈苏，甘桔云苓术朴具；夏曲腹皮加姜枣，外寒内湿定能祛。"本方是临床常用方，尤其是在夏秋季常用，症见霍乱吐泻，恶寒发热，头痛，胸膈满闷，脘腹疼痛，大便溏薄，舌苔白腻且满布舌面，脉弦浮紧。

曾治疗一男性患者，年过半百，在夏秋之交种了 20 亩甜瓜，为防盗夜宿田间地头，不慎感受寒湿。表现为恶寒，发热 37.8 ℃，头痛身痛，胃脘胀闷，恶心伴呕吐清水，大便溏薄，半天时间行大便 10 余次，舌质淡，苔白腻，脉浮紧。属外寒内湿证。治以解表化湿，理气和中。处方：大腹皮 30 克，白芷 9 克，紫苏叶 10 克，茯苓 30 克，半夏曲 12 克，白术 30 克，陈皮 12 克，厚朴 12 克，生姜 15 克，苦桔梗 12，藿香 30 克，佩兰 30 克，生姜三片。水煎服，每日一剂，共五剂。服药至第三剂，恶寒及吐泻消失，唯胃脘稍有胀满不适，嘱其继服余下两剂，服后病愈。

本方的适应证有一个"霍乱吐泻"，注意不要和现在的肠道传染病霍乱相混淆。它是由于湿邪阻滞胃肠、气机升降失常、清浊相混所产生的一种消化道症状，不是现代医学的霍乱病。

从本方的方意来看，藿香为君药，苦辛温且有芳香之气，能行气化湿而兼解表。目前藿香有两种，一种是圆梗实心，叫广藿香，产于广东一带，属道地药材；还有一种是野外可以采到，方梗中空，也叫藿香。后者作为鲜品可用，如果作饮片来用，芳香气味很薄，疗效就较差了。苏叶、白芷辛温而芳香入肺经，助藿香解表祛湿，而且苏叶入脾经化脾湿，白芷入阳明胃经醒胃气，一个行气宽中，一个升阳明之气而通九窍。再配伍桔梗宣肺利气，更有利于调畅气机。肺主一身之气，外宣皮毛，内通水道，下输膀胱，是一个上通下达的枢纽，所以桔梗在此方中起到了承上启下的作用。配伍半夏、白术、厚朴、陈皮，使宣化中焦湿邪的作用更加强大。此外方中还用了大腹皮，大腹皮本是下气行水的，在肝硬化腹水的治疗中常用，且疗效可靠。

要注意的是，本方是在燥湿、行气、化湿的大前提下用的大腹皮，目的是通过它来利水，且利的水主要是从大便出。茯苓健脾利湿，使水从小便出。通过前后二阴来利湿，这样全方共奏解表化湿，理气和中之功。

本方应和治疗湿邪阻滞脾胃的平胃散相鉴别。平胃散由苍术、厚朴（生姜炒）、陈皮、炙甘草四味药组成。平胃散的临床适应证只有内湿没有外寒，是鉴别的要点。所以，临床见到只有湿滞脾胃症而无外寒者，表现为脘腹胀满，不思饮食，口淡无味，或呕吐恶心，或怠惰嗜卧，舌苔白腻而厚，脉缓，即可应用平胃散治疗。

第二节　清热祛湿

临床上在应用清热祛湿药的时候，主要的环节是观察舌象。舌象最能反映湿热证的本质，无论是湿重于热还是热重于湿，或是湿热并重，或是湿热之中兼有血瘀，均能通过舌象表现出来。《黄帝内经》云："有诸形于内，必形于外。"

如湿重于热时，舌质表现不红，舌苔是白腻的，或白厚腻，或白腐腻；如舌苔现白苔之中略显黄色，或黄白相间，或苔上欠润，属湿郁化热或湿热俱重；如舌苔黄厚、苔上乏津，属于热重于湿。热重于湿，其舌质往往是红的，或呈暗红或绛紫，常伴有口苦、口干，大便往往是干结或黏滞的，小便的颜色较平时加深，更有甚者患者的皮肤、黏膜及巩膜均现黄色。《金匮要略》所载茵陈蒿汤就是典型的治疗热重于湿的方子。

虽说在辨别湿热证时，舌象固然重要，但也不要忘了脉诊，湿邪的脉表现为濡缓脉，有热象的脉表现为数脉，所以湿热合邪往往见到濡数的脉。

茵陈蒿汤

（《伤寒论》）

【组成】 茵陈六两（30 g）　　栀子十四枚（15 g）　　大黄二两，去皮（10 g）

【用法】 上三味，以水一斗二升，先煎茵陈，减六升，内二味，煮取三升，去滓，分三服。小便当利，尿如皂角汁状，色正赤，一宿腹减，黄从小便去也。（现代用法：水煎服。括弧中用量为本人常用成人处方量。）

【功用】 清热，利湿，退黄。

【主治】 湿热黄疸。一身面目俱黄，黄色鲜明，腹微满，口中渴，小便不利，舌苔黄腻，脉沉数。

【方解及心得】 茵陈蒿汤就三味药，组方很简单，但却是千古名方，通常为治黄疸的首选之方，主要适应证是湿热黄疸：一身面目俱黄，黄色鲜明，腹微满，口中渴，小便不利，舌苔黄腻，脉沉数。湿热黄疸就是通常所说的阳黄之热重于湿者，至于阴黄黄而晦暗，状若烟熏者，可在茵陈蒿汤的基础上化裁加减。

茵陈虽是苦寒之药，但它是草之苗，得春气而生，因而具有少阳升发之气，归肝、胆、脾、胃四经，具有清四经之热、利四经之湿的作用。用量很大，有6两，按照汉代的剂量考证接近现在的90克。加入的栀子和大黄用量相对较小，主要是为了更好地使湿热下行。栀子能通利小便、清三焦之热，驱湿下行，使邪热从小便而出。

大黄的用量如果依原方的话换算成现代的用量也接近30克，量就比较大了，通腑过甚，耗损阳气，热虽去而湿邪仍存。所以我在临床上治黄疸一般用大黄 10 克左右，主要是让湿热从大便而去。黄疸患者的大便一般不甚干燥，但每每如厕时却有黏滞不爽的感觉，此为湿热阻滞气机所致。所以在服药以后，会使排便溏黏变得清爽，"腹微满"就会"一宿腹减"，这正是由于气化得到了改善以后，湿热也通过肠道从大便而出之故。

此外我认为仲景用大黄还有一层意义——活血通络。瘀血阻络是黄疸的一个重要病理状态，因此清除血分瘀热，对促进气机畅通，改善肝脏微循环，促进肝功能恢复至关重要。仲景治黄疸诸方中大都有活血药物，如大黄等，更是立了黑疸专治方"大黄硝石汤"。此外，在临床上丹参、赤芍药、当归等活血药也常常作为退黄之佳品配伍应用。肝病大家关幼波根据仲景"瘀热以行""从湿得之"的理论，提出"治黄必治血，血行黄易却"的治黄理论，为广大肝病医生所借鉴。

通过十几年的肝病治疗实践使我深深地体会到，茵陈蒿汤的适应证就是阳黄，黄而鲜明如橘色。临床多见于现代医学的甲型肝炎、戊型肝炎、慢性乙型肝炎的急性发作期。

但如遇到患者大便颜色变浅，甚至呈现灰白色，多属于阻塞性黄疸，要利用现代医学的影像学查明原因，以排除胆管的肿瘤、胰腺的肿瘤等占位阻塞病变导致的胆汁排泄不畅。

曾治一董姓患者，女，39 岁，因食用海鲜 5 天后出现身黄、目黄、小便黄，黄色鲜明，总胆红素 189 umol/ml，谷丙转氨酶 421 U/ml，谷草转氨酶 352 U/ml，谷氨酰转肽酶 290 U/ml。伴纳差、乏力、胃脘饱胀感，查甲肝抗体阳性，大便颜色变浅，舌暗红，苔黄厚腻，脉弦缓。辨证为湿热黄疸，治当清热利湿退黄。处方：茵陈 40 克，栀子 15 克，大黄 9 克，陈皮 12 克，薏苡仁 30 克，厚朴 10 克，赤芍 12 克，大枣 3 枚，甘草 6 克。六剂，水煎服，每日一剂。

二诊：服药六剂后，总胆红素降至 93 umol/ml，谷丙转氨酶降至 156 U/ml，谷草转氨酶降至 180 U/ml，谷氨酰转肽酶降至 111 U/ml，胃脘饱胀感消失，纳食较前增加，大便通畅，小便颜色变浅，舌质红，舌苔变薄，脉弦。宗上方大黄减为 3 克，去厚朴。继服十剂后，临床症状和生化指标均恢复正常。

【附方】

（1）栀子柏皮汤（《伤寒论》）　栀子十五个（15 g）　甘草一两，炙（6 g）　黄柏二两（9 g）　水煎服。功用；清热利湿。主治：伤寒身热发黄。

（2）茵陈四逆汤（《张氏医通》）茵陈蒿（30 g）　炮姜各一钱五分（9 g）　附子（10 g）　甘草各一钱（6 g）　水煎服。功用：温里助阳，利湿退黄。主治：阴黄。黄色晦暗，神倦食少，肢体逆冷，脉沉细无力。

三仁汤

（《温病条辨》）

【组成】 杏仁五钱（15 g）　飞滑石六钱（18 g）　白通草二钱（6 g）　白蔻仁二钱（6 g）　竹叶二钱（6 g）　厚朴二钱（12 g）　生薏苡仁六钱（30 g）　清半夏五钱（12 g）

【用法】 甘澜水八碗，煮取三碗，每服一碗，日三服。（现代用法：水煎服。括弧中用量为本人常用成人处方量。）

【功用】 宣畅气机，利湿清热。

【主治】 湿温初起及暑温夹湿，邪在气分。头痛恶寒，身重疼痛，面色淡黄，胸闷不饥，午后身热，舌白不渴，脉弦细而濡等。

【方解及心得】 "三仁杏蔻薏苡仁，朴夏通草滑竹群；宣上畅中还渗下，利湿清热效最神。"这是我当初学医时自编的方歌，学了就忘不了。不忘的原因是每年夏秋季都要用到这个方子。众所周知一年四季有很多的人患有头痛脑热、感冒发烧，按照六经辨证大多能够解决问题。无论是风寒还是风热，或是少阳证，或是太少两感证，都能在较短的时间内治愈。但是也经常遇到发热时间较长，热度也不是太高的患者，体温就在 38 ℃左右，不伴有恶寒或畏寒或寒战的症状，亦没有颧红盗汗、骨蒸潮热的表现。该类患者发热主要在下午，只要过了中午 12 点，就感觉头痛发昏、脑不清透。《内经》云"因于湿，首如裹"。并伴有胸闷，胃脘痞塞不通，身重懒怠，纳差，大便黏滞不爽，小便浑黄。每每遇到这种情况就用三仁汤加减，一般情况服用 3～5 剂就能见效，10 剂之内大多均能痊愈。

曾治一患者，发热月余，测体温经常在 37.5 ℃～38.1 ℃。经中、西医治疗效果均不佳，邀我会诊。患者主要有头重头痛，胸闷纳差，口中黏腻，口淡无味，四肢黏重，大便黏滞，舌淡红，苔白厚腻且满布舌面，脉濡细。辨证属湿温发热，湿阻三焦，邪在气分。治当宣肺清热，健脾祛湿，调畅三焦气机。予三仁汤加减：杏仁 15 克，滑石 18 克，白通草 6 克，白蔻仁 6 克（打碎），竹叶 6 克，厚朴 12 克，生薏苡仁 30 克，清半夏 12 克，茯苓 30 克。水煎服，每日一剂。服药三剂，体温基本恢复正常，自感身体轻便，头脑清爽，舌苔渐退。继服三剂，病情获愈。

从本方证的病机来看，上焦肺失宣降，中焦脾为湿困，下焦水道不畅，湿热交织，气机被遏，经治疗热虽去湿邪仍然留存。所以用杏仁降肺气，薏苡仁入脾经，燥脾湿，兼清热；白蔻仁芳香化浊，入主中焦，配以厚朴、通草、半夏、竹叶舒畅脾气；滑石渗湿利尿。诸药相配，通过宣肺气，畅中焦，渗下焦，使气化的功能得到恢复，湿祛热退。由此可见该方的配伍特点是宣降并施，燥湿与甘寒同用，互为牵制，相辅相成。

甘露消毒丹（一名普济解毒丹）

（录自《温热经纬》）

【组成】 飞滑石十五两（30 g）　绵茵陈十一两（20 g）　淡黄芩十两（15 g）　石菖蒲六两（18 g）　川贝母　木通各五两（各10 g）　藿香四两（15 g）　射干四两（10 g）　连翘四两（12 g）　薄荷四两（6 g）　白豆蔻打碎，四两（6 g）

【用法】 各药晒燥，生研细末。每服三钱（9 g），开水调服，日二次；或以神曲糊丸如弹子大（9 g），开水化服。我在临床应用时往往改成汤剂，水煎服。（括弧中的剂量是本人常用成人处方量。）

【功用】 利湿化浊，清热解毒。

【主治】 湿温，时疫，邪在气分。发热困倦，胸闷腹胀，肢酸咽肿，身黄，颐肿口渴，小便短赤，吐泻，淋浊，舌苔淡白，或厚腻，或干黄。

【方解及心得】 "甘露消毒蔻藿香，茵陈滑石木通菖；芩翘贝母射干薄，湿温时疫用之强。"本方主要治疗的是湿温时疫，表现为季节性传染，以夏秋季节比较多见，多半是一种病毒感染，是哪一种病毒不好判定。本方的治疗范围与三仁汤的功能主治非常相似，但本方热邪表现得较重一些，黄芩、木通、射干、连翘、薄荷、滑石都是凉药。木通用川木通，关木通因有肾损害毒性近年来已被临床医生弃而不用了。另外湿邪也表现得比较重，故方中有滑石、茵陈、藿香、白豆蔻。滑石与茵陈用量比较重，唯恐二者药力不够还加了藿香芳香化湿。藿香具有散的作用，既然是散就有解表的作用，我常常将其和佩兰相须为用，对于解决身体困倦具有决定性的作用。还有白豆蔻行气化湿，更是能起到画龙点睛的效果。

2017 年的 8 月初，临近立秋时节，加之济南雨水充沛，湿热交蒸，让人烦闷难耐。时下患病毒性感冒者居多，临床症状各异，这可能与每个人的体质有很大关系。本人近三年未曾感冒，此次感冒病程超过一个星期，主要表现为头昏头沉，肢体困倦，食欲欠佳，全身肌肉酸痛魔乱，咽痛，咳嗽痰多，痰色略黄（本人有支气管扩张病史），大便黏滞不爽，舌体肿胀略痛，舌红，苔白腻且满布舌面。考虑湿热俱重，气机运行受阻，遂用甘露消毒丹化裁以利湿化浊，清热解毒：滑石30克，茵陈15克，黄芩12克，射干12克，连翘12克，菖蒲12克，薄荷6克，藿香30克，佩兰15克，川贝母12克（打碎），白蔻6克，生甘草6克。水煎服，每日一剂。服药三剂，大便变得稀薄通畅，肢体酸痛有所缓解，但其余症状未变。继原方改黄芩10克，射干10克，连翘10克，滑石20克。继服五剂，病情得以痊愈。

从整个病程来讲，湿热胶结，湿热俱重，为病多缠绵难愈，所以要利湿化浊，并伍以清热解毒。

八正散

（《太平惠民和剂局方》）

【组成】　车前子（30 g）　瞿麦（15 g）　萹蓄（30 g）　滑石（30 g）　山栀子仁（12 g）　甘草炙（6 g）　木通（10 g）　大黄面裹煨，去面切，各一斤（10 g）

【用法】　上为散，每服二钱，水一盏，入灯心煎至七分，去滓温服，食后临卧。小儿量灼情给予。我在临床应用通常用作汤剂，水煎服，用量按原方比例酌情增减。（括弧中的剂量是本人常用成人处方量。）

【功用】　清热泻火，利水通淋。

【主治】　湿热下注。热淋，血淋，小便浑赤，溺时涩痛，淋漓不畅，甚或癃闭不通，小腹急满，口燥咽干，舌苔黄腻，脉滑数。

【方解及心得】"木通灯滑草车前，山栀大黄瞿麦蓄。"主要治疗湿热下注膀胱所致的膀胱气化不利证，主要表现为小便频、涩（小便时不通畅）、热。因为湿热下注，所以尿时有灼热感，伴随疼痛，甚则点滴不通。有的患者自述咽干口燥，《内经》云："膀胱者，州都之官，津液藏焉，气化则能出焉。"这里的咽干口燥不是因为热病伤津，而是下焦气化不利而致津液不能上承于口舌之故。临证要分清实证和虚证，原因不同，机制各异，治法有别。

对于本方而言就是针对治疗湿热下注膀胱所致的尿频、尿急、尿痛，表现为尿道灼热感，咽干口燥，舌红，舌苔黄腻，脉弦紧。与现代医学的泌尿系感染的临床表现基本一致。

临床上主要见于老年妇女，因其尿道较宽再加上会阴部的清洁卫生不够导致。少数患者也可见于青年，因其行房时尿路被污染，导致细菌循尿路上行进入膀胱而引起。现代医学多用抗生素治疗，大多数能取得满意的疗效，但也有没效甚至会加重出现"血淋"的。在前面讲述导赤散时也同时讲了这个问题，故临床上本方往往和导赤散联合应用。如出现"血淋"，也就是在尿频、热、涩、痛的基础上出现了肉眼血尿，尿样在显微镜下可见满布视野的红细胞，提示细菌上行性感染已经到了肾盂。这时候就要联合小蓟饮子加减。其中小蓟一般用量30克以上，栀子要炒炭，再配伍白茅根30克以上，可迅速消除尿中红细胞。

本方中滑石甘寒渗利，用量要30～50克才有效果，在《药性赋》中有"滑石利六腑之涩结"之论，这个好理解。但对于八正散用大黄本人一开始是不明白的，治了多例此病患者之后才发现，大多数患者伴有大便干，所以在这里我认为大黄还是起着通便泻热的作用，使湿热从后阴而走。有一种说法是大黄炒熟了就有利小便的作用，我认为这种说法失之偏颇，因为利小便有很多的药物可供选择，没有必要非加大黄不可。所以临床上加减要灵活，没有大便干或黏滞不爽就可以不用大黄。总之治疗湿热淋一般 3～5 服药就可消除症状，缓解痛苦。

对于老年男性前列腺肥大所致的尿频，如果不伴有尿热、尿痛时单纯用该方疗效欠佳，因为此时是肾虚导致的，所以在治疗前列腺肥大时要随证加一点补肾的药物。

二妙散

（《丹溪心法》）

【组成】 黄柏炒　苍术米泔浸，炒（各15 g）　　（原方不著分量）

【用法】 上二味为末，沸汤，入姜汁调服。（现代用法：为散剂，各等分，每服 3～5 g，或为丸剂，亦可作汤剂水煎服。括弧中的剂量是我临床中常用的成人处方剂量。）

【功用】 清热燥湿。

【主治】 湿热走注，筋骨疼痛，或湿热下注，两足痿软无力，或足膝红肿热痛，或湿热带下，或下部湿疮，小便短黄，舌苔黄腻。

【方解及心得】 二妙散是治湿热证的一个基本方剂，由朱丹溪所创，后人又在此基础上衍生出三妙丸、四妙丸，使二妙丸的主治和功效扩大了。临床上单独应用二妙丸的机会并不多，原因就是其药味少，药力小。用三妙丸或四妙丸的机会多一些。我常常用二妙丸加当归、萆薢、防己、川牛膝、薏苡仁，名曰加味二妙散，来治疗湿热走注，筋骨疼痛，或湿热下注，两足痿软无力，或足膝红肿热痛，或湿热带下，或下部湿疮，疗效显著。

2011 年 6 月曾接诊一位患者，男，46 岁，从事屠宰（羊）的工作 10 余年。由于双手经常被屠刀割伤，不慎感染了"布鲁氏杆菌"，经常出现低热，乏力，关节痛。起初没放在心上，只是自己从诊所购买解热止痛片口服以缓解症状，以致数年之后双侧膝踝关节红肿热痛明显，且经常出现高热，双下肢萎缩，行走无力，不得不借助双拐行走。

在家人的陪同下住进了中西医结合病房。入院检查细菌培养阳性，其舌质是红的，舌苔黄厚腻，大便少，黏滞不爽，小便黄，脉濡细无力。

在抗菌治疗的基础上予以辨证用方，治以清热利湿，通经活络。予二妙散加味：黄柏15克，制苍术15克，当归12克，萆薢15克，汉防己12克，川牛膝15克，薏苡仁30克，生甘草6克，生石膏30克。

方中黄柏苦寒，燥湿清热且能坚阴，制苍术苦辛温，健脾燥湿，两药相配苦寒而不伤阳气，燥湿而不伤阴液。痹证日久耗伤气血，加当归活血养血，加萆薢、防己增加祛湿通络的作用，加川牛膝通经活络，薏苡仁祛湿除痹且能健脾，生石膏甘大寒，解肌发表。按照此方服药十剂，发热已恢复正常，关节红肿减退，疼痛缓解，舌苔渐退，体力渐增。

二诊：减石膏30克，加络石藤30克，鸡血藤30克。继服十五剂，关节红肿消失，体力增加，已能不拄双拐下地走动，大便通畅。

三诊：上方加怀牛膝30克，以强膝健骨。隔日一剂，继服三十剂，临床症状全部消失而出院，并嘱其放弃屠羊职业，另谋生路。

【附方】

（1）三妙丸（《医学正传》）　黄柏四两，切片，酒拌略炒（12 g）苍术六两，米泔浸一二宿，细切焙干（15 g）　川牛膝去芦，二两（12 g）　上为细末，面糊为丸，如桐子大。每服五七十丸，空心，姜、盐汤下，忌鱼腥、荞麦、热面、煎炒等物。功用：清热燥湿。主治：湿热下注，两脚麻木，或如火烙之热。

（2）四妙丸（《成方便读》）　黄柏（12 g）　苍术（15 g）　怀牛膝（15 g）　薏苡仁（30 g）　（原书无用量、用法）功用：清热化湿，舒利筋络。主治：湿热痿证。

第三节　利水渗湿

利水渗湿剂适用于水湿停聚所致的癃闭、淋浊、水肿、泄泻等。古代医家有云："治湿不利小便，非其治也。"常用利水渗湿药如茯苓、泽泻、猪苓等为主组成方剂，代表方有五苓散、五皮散。

五苓散

（《伤寒论》）

【组成】　猪苓十八铢，去皮（12 g）　　泽泻一两六铢（30 g）　　白术十八铢（12 g）　　茯苓十八铢（15 g）　　桂枝半两，去皮（10 g）

【用法】　捣为散，以白饮和服方寸匕，日三服，多饮暖水，汗出愈，如法将息。（现代用法：做散剂，每服 3~6 g，或作汤剂水煎服。括弧中的剂量是我临床中常用的成人处方剂量。）

【功用】　利水渗湿，温阳化气。

【主治】　1. 外有表证，内停水湿。头痛发热，烦渴欲饮，或水入即吐，小便不利，舌苔白，脉浮。2. 水湿内停。水肿，泄泻，小便不利，以及霍乱吐泻等证。3. 痰饮。脐下动悸，吐涎沫而头眩，或短气而咳。

【方解及心得】　五苓散是由泽泻、茯苓、猪苓、白术和桂枝组成。主治的是外有表证、内停水湿的膀胱蓄水证。从方中各味药的剂量来看，泽泻的用量最大，茯苓、猪苓、白术的用量次之，桂枝的量最小。由此可以看出仲景组方的用意主要是利水湿，首先泽泻利水通淋而不伤阴，用茯苓、猪苓辅助泽泻增强利水祛湿的作用，白术亦健脾燥湿。因为湿为阴邪，需要借助阳气的温化才能使祛湿的效果更加明显，所以选了具有温而不燥、温而不烈的桂枝。且其用量不大，主要是起到温煦、气化的作用，使湿气、水气动起来，有利于蓄水证的解除。如果用量大了性质就变了。我记得经典上有一句话叫"通阳不在温，而在利小便"，因此我认为在这里用桂枝主要是取其气化作用。尽管五苓散的主治内容有很多，但万变不离其宗，主要的还是针对水湿和痰饮的停聚问题。

曾治一女性，50岁，近两年经常出现冷热交替，先热后冷，热后出汗，汗后发冷，但体温是正常的。纳食尚可，小便频而短少，大便略显溏薄，脐下时有悸动，像小老鼠一样上下窜动，双下肢轻度水肿。舌质淡红，舌苔白偏腻，脉弦细。类似这样的病例现代医学称之为"更年期综合征"，中医认为是"外有表证，下焦水湿停聚，膀胱有蓄水"。虽然张仲景在五苓散的条文中讲蓄水是在膀胱，但我认为这可能是古人在当时的条件下，对生命科学的一种认知和想象吧。如果给患者做一下B超的话，会发现膀胱内并无多少尿液储留，其缺乏的只是一种排尿的动力，这种动力就是"气化"。所以，我给予五苓散加减：茯苓30克，泽泻30克，白术15克，猪苓12克，桂枝10克，白芍10克。（可适当地加点生姜以增加一点通阳的力量。）水煎服。

二诊：服药三剂，患者自觉发冷发热的感觉有明显缓解，小便通畅量，也多了，舌苔渐退。脉较前略显有力。将桂枝、白芍均减为6克，五剂，水煎服。

三诊：服药五剂后，诸症全消，纳食二便均正常。

本方中为什么加白芍？根据患者表现我认为其有营卫不和的问题，所以加白芍有调和营卫的意思，服药后症状消失就及时减量。

【附方】

（1）四苓散（《明医指掌》）　白术（15 g）　茯苓（30 g）　猪苓（15 g）　泽泻（30 g）　水煎服。功用：渗湿利水。主治：内伤饮食有湿。小便赤少，大便溏泄。

（2）茵陈五苓散（《金匮要略》）　茵陈蒿末十分（10 g）　五苓散五分（5 g）　上二物合，先食饮方寸匕（6 g），日三服。功用：利湿退黄。主治：湿热黄疸，湿重于热，小便不利者。

（3）胃苓汤（《丹溪心法》）　五苓散（3 g）　平胃散（3 g）　上合和，姜、枣煎，空心服。功用：祛湿和胃。主治：夏秋之间，脾胃伤冷。水谷不分，泄泻不止，以及水肿，腹胀，小便不利者。

猪苓汤

（《伤寒论》）

【组成】 猪苓去皮　泽泻　茯苓　阿胶　滑石碎，各一两（各15 g）

【用法】 上五味，以水四升，先煮四味，取二升，去滓，内阿胶烊消，温服七合，日三服。（现代用法：作汤剂，但阿胶不入煎，用刀切成细碎的颗粒，待药煎成后溶化和匀服。括弧中用量为本人常用成人处方量。）

【功用】 利水清热养阴。

【主治】 1. 水热互结。小便不利，发热，口热欲饮，或心烦不寐，或兼有咳嗽，呕恶，下利。2. 血淋，小便涩痛，点滴难出，小腹满痛。

【方解及心得】 "猪苓汤中用茯苓，泽泻阿胶滑石称。"说起猪苓汤就不得不将其与五苓散进行对比，它和五苓散都是由五味药组成，除共有的猪苓、茯苓、泽泻外，猪苓汤有阿胶、滑石，五苓散有桂枝、白术。一个是汤剂，用量大；一个是散剂，用量轻。另外两方都有膀胱蓄水表现，但一个是阳气不足，气化不利所致；一个是水热互结，阴液已伤而成。

曾治一患者，女，45 岁，解小便时感尿路发烫，小便短少，心烦，口干舌燥，渴欲饮水，饮不解渴（系水热互结膀胱，津液不能上承于口所致），舌红，苔薄黄欠润，脉细数。辨证为水热互结，阴液已伤。治当清热养阴利水。处方：猪苓 15 克，茯苓 15 克，白术 15 克，阿胶 11 克（烊化），滑石 30 克，栀子 15 克，泽泻 15 克，淡豆豉 15 克，甘草 6 克。六剂，水煎服，每日一剂。六剂服毕，诸症悉除。

防己黄芪汤

（《金匮要略》）

【组成】 防己一两（12 g）　黄芪一两一分，去芦（30 g）　甘草半两，炒（6 g）　白术七钱半（12 g）

【服法】 上锉麻豆大，每服五钱匕，生姜四片，大枣一枚，水盏半，煎八分，去滓温服，良久再服。喘者，加麻黄半两；胃中不和者，加芍药三分；气上冲者，加桂枝三分。服后当如虫行皮中，从腰下如冰，后坐被上，又以一被绕腰以下，温令微汗，瘥。（现代用法：水煎服，服后取微汗。括弧中用量为本人常用成人处方量。）

【功用】 益气祛风，健脾利水。

【主治】 卫气不固，风水或风湿。汗出恶风，身重，小便不利，舌淡苔白，脉浮。

【方解及心得】 本方出自《金匮要略》，原文："风湿，脉浮，身重，汗出，恶风者，防己黄芪汤主之。"简单的一句话揭示出病邪与风湿、风水有关。病位在表，病的性质是先有的卫气虚后有的湿邪侵入。但凡与湿邪、水邪有关的病大都缠绵难愈。在临床上我常常用此方来治疗"慢性肾小球肾炎急性发作"或"肾病综合征"稳定后的伤风感冒。临床表现为面部及肢体皆肿，身体重着，往往不出汗，大便正常或有泄泻，脉浮，舌质淡，苔白腻。尿常规检查有一个或两个"＋"的蛋白尿。这一类患者最易患感冒，因为他们对外界风寒之邪的抵抗能力较弱，故在秋冬季节流感流行时不宜到公共场合去，这样预防得好就会减少疾病的复发。

临床上针对此种情况我会扶正与祛邪并用，处方时随证加减：生黄芪 30 克，防己 12 克，白术 12 克，茯苓 30 克，薏苡仁 30 克，益母草 30 克，泽兰 12 克。如果胸中有憋闷感可加炙麻黄 6 克，用以宣肺和通调水道。如小便不利可加桂枝 10 克，温阳化气。在这里防己能祛皮肤及浅表肌肉组织的水湿、水气，生黄芪善于走表，顾护卫气，并且能鼓动水湿之邪以微微汗出的方式外出，白术、茯苓、薏苡仁健脾祛湿，因为脾脏在水液的代谢过程中起着转枢的作用。

正如《内经》所言："饮食入胃，游溢精气，上输于脾，脾气散精，上归于肺，通调水道，下输膀胱，水精四布，五经并行。"水液的代谢是肺脾肾三脏功能相互协调的结果。加益母草、泽兰能够活血利尿，和黄芪、白术相配，增加肾脏的固摄功能。一般情况在休息和饮食调整好的情况下，服药 10～30 剂，病情就会得到很好的控制。

此外，对于特发性水肿，找不到具体原因，以中年女性多见者，用此方加减每每多能取效。但应注意的是，防己这味药，只能暂用不能久服。有研究报道，防己久服存在肾损害的风险。我们应对此引起重视，在服药期间复查肾功能和尿常规以预防之。虽本人在临床应用中未曾发现其副作用，但还是小心为好。

五皮散

（《华氏中藏经》）

【组成】　生姜皮　桑白皮　陈橘皮　大腹皮　茯苓皮各等分

（各 15 g）

【服法】 上为粗末，每服三钱，水一盏半，煎至八分，去渣，不计时候温服，忌生冷油腻硬物。（现代用法：水煎服。括弧中用量为本人常用成人处方汤剂量。）

【功用】 利湿消肿，理气健脾。

【主治】 脾虚湿盛，皮水。一身悉肿，肢体沉重，心腹胀满，上气喘急，小便不利，以及妊娠水肿等，苔白腻，脉沉缓。

【方解及心得】 古代医家治病选药多采用"取象比类"的办法思考问题，通常认为，植物的皮可治疗人体皮表的病；植物的藤条末梢可治疗经络、脉管不通的病；花及叶片轻清的药可治疗人体上部的疾病等。五皮散即是其中的一个典型代表，是为治疗"皮水"而设。

"五皮散用五般皮，陈茯姜桑大腹皮。"为方便记忆，这是我初学方剂时自编的方歌。散剂用量比较小，因而治病的功力也就比较弱，只能治疗一般性的水肿。如果是治疗一身悉肿，肢体沉重，心腹胀满，上气喘急，小便不利等类似这种比较重的症状时，就必须把五皮散改成汤剂，并配伍加减方可有效。

在慢性肝病的治疗方面，我主要是用该方治疗肝硬化腹水的患者。肝硬化腹水的患者主要表现为腹大如鼓，腹皮绷急，双下肢浮肿，尿量减少，舌质淡、紫，偏暗，脉弦细弱。这种情况西医往往能根据腹水常规检查和腹水细菌培养诊断为"自发性细菌性腹膜炎"，治疗上选用一些较高级别的抗生素，也能够治愈。按中医来讲，此病可辨证为气滞水阻，治疗当行气利水，健脾消肿，并佐以温阳化气，用五皮散作汤化裁。处方：生姜皮 10 克，桑白皮 12 克，陈橘皮 15 克，大腹皮 30 克，茯苓皮 30 克，桂枝 9 克，炒白芍 30 克，益母草 30 克。水煎服，日一剂。

服药 3~6 剂即可见效。一般的腹水均能用此方治愈。治愈后还要告知患者饮食、生活方面的调摄，只有饮食、生活调摄好了才能维持已取得的疗效。对于肝硬化程度较重，门脉高压、淋巴管阻塞所导致的顽固性的腹水则需要中西医结合治疗。

第四节　温化水湿

温化水湿剂适用于湿从寒化和阳不化水之痰饮、水肿、痹证等。常用温阳药与利湿药如桂枝、附子、白术、厚朴等组成方剂。这里主要介绍我用过的真武汤、苓桂术甘汤两首方。

真武汤

（《伤寒论》）

【组成】 茯苓三两（15 g）　　芍药三两（15 g）　　白术二两（12 g）生姜三两（9 g）　　附子炮，去皮，一枚，破八片（15 g）

【服法】 以水八升，煮取三升，去滓。温服七合，日三服。（现代用法：水煎服。括弧内为本人成人处方常用量。）

【功用】 温阳利水。

【主治】 1. 脾肾阳虚，水气内停。小便不利，四肢沉重疼痛，腹痛下利，或肢体浮肿，苔白不渴，脉沉。2. 太阳病。发汗，汗出不解，其人仍发热，心下悸，头眩，身瞤动，振振欲擗地。

【方解及心得】 "真武汤壮肾中阳，附子苓术芍生姜。"从组成方子的药物性质来看，热性药为主，专治虚寒阳气不足、不能温化所致的水饮停聚证。《伤寒论》讲，太阳病误汗以后造成病人原有的水气上犯，阻逆清阳而出现"身瞤动，振振欲擗地"。

我在临床上用本方治疗脾肾阳虚所致的水肿、腹水，多见于风心病、肺心病及慢性肾病，特别是肾病后期阳虚产生的腹水效果较好。

我曾治一男性患者，慢性乙型肝炎病史 10 余年，由于平日工作较累，抗病毒效果不理想，肝功能严重受损，后又累及肾脏，造成肾功能减退，出现双下肢水肿，皮薄光亮，尿蛋白（＋＋＋），大量腹水，尿量减少，血浆蛋白 22 g/L。经过肾病科穿刺行免疫组化诊断为"乙肝相关性肾炎"。每天补充 10 克血浆白蛋白，效果不著，补多少尿多少，最后决定应用强效低耐药的富马酸替诺福韦二吡呋酯片抗病毒治疗，并同时加用中药治疗。由于出现肾损害，替诺福韦减为 2/3 成人剂量。根据患者舌质淡白、舌苔白腻、脉沉细的表现，辨证为脾肾阳虚，应用真武汤加减：制附子 15 克，茯苓 30 克，生白术 30 克，白芍 30 克，生姜 15 克，泽兰 20 克，益母草 30 克。五剂，水煎服，日一剂。

方中附子温补肾阳，利水消肿；茯苓、白术健脾利湿；生姜温中驱寒，走而不守；白芍敛阴益营，减少蛋白等精微物质的下泄，去血中之积，利水而不伤阴；加泽兰、益母草活血利水，改善肾脏的滤过功能。

二诊：服药五剂，尿量较前明显增加，腹水较前消退。尿蛋白（＋＋）。为进一步减少蛋白的丢失，上方加生黄芪 30 克，党参 30 克，芡实 30 克，另加大腹皮 15 克防止气壅。陆陆续续服药二十余剂，腹水及双下肢水肿消退，尿蛋白（＋）。病情稳定而带药出院，调理善后。后反复定期复查，病毒量已在最低检测线水平以下，腹水未再出现，肌酐、尿素氮均复正常。

【附方】 附子汤（《伤寒论》） 附子二枚，炮去皮，破八片（15 g） 茯苓三两（30 g） 人参二两（15 g） 白术四两（30 g） 芍药三两（30 g） 以水八升，煮取三升，去滓，温服一升，日三服。（现代用法：水煎服。）功用：温经助阳，祛寒化湿。主治：阳虚寒湿内侵，身体骨节疼痛，恶寒肢冷，苔白滑，脉沉微。

苓桂术甘汤

（《金匮要略》）

【组成】 茯苓四两（30 g） 桂枝三两（12 g） 白术二两（10 g）
甘草炙，二两（6 g）

【用法】 上四味，以水六升，煮取三升，去滓，分温三服。（现代用法：水煎服。括弧中用量为本人常用成人处方量。）

【功用】 温化痰饮，健脾利湿。

【主治】 中阳不足之痰饮病。胸胁支满，目眩心悸，或短气而咳，舌苔白滑，脉弦滑。

【方解及心得】《金匮要略》有"病痰饮者，当以温药和之"之论，认为痰饮形成的机理主要是由于阳气不足，不能蒸水化气，水聚而为。这里的阳气不足主要是脾阳不足。"痰饮"看似是一个概念，实际上是有两个不同的含义，通常来讲"痰"是黏稠的，"饮"是清稀的。虽是痰饮并称，但苓桂术甘汤治疗的重点还是饮邪。

医案一：记得若干年前治疗的一位老年慢性支气管炎患者，冬季感受风寒，咳唾清稀痰涎，在两肩胛之间感觉有像巴掌大的一片发凉，伴咳嗽、头晕，舌淡苔白腻，脉沉细。辨证为脾阳不足，不能温化水液，饮邪停聚，上犯于肺。予茯苓 30 克，桂枝 10 克，白术 12 克，甘草6 克，细辛 3 克，炒杏仁 10 克。五剂，水煎服，每日一剂。

二诊：自述已不咳嗽，咳吐痰涎明显减少，背部寒冷感消失，舌苔已现薄白苔，脉浮缓。效不更方，继服三剂而愈。

医案二：某男，46 岁，是一慢性乙型肝炎患者，经应用核苷类药物抗病毒和中成药保肝降酶，病情稳定，数年来未曾复发。近几天突然间出现口水增多，尤其是夜间为甚，一觉醒来枕巾湿了一大片，不伴有其他任何症状，甚为苦恼，前来就诊。我思索良久考虑饮邪为患，当从温化脾阳入手。用苓桂术甘汤联合缩泉丸化裁：茯苓 30 克，桂枝 10 克，白术 10 克，甘草 6 克，益智仁 30 克，山药 30 克，乌药 10 克。水煎服，每日一剂。连用十剂而愈。

　　患者的临床表现有时与方剂主治不能一一对应，但见一证便可，只要能抓住问题的核心本质，就能获得意想不到的效果。

　　应用温化阳气、健脾祛湿的方法治疗痰饮的方剂非独苓桂术甘汤一个，还有五苓散、甘草干姜茯苓白术汤、苓甘五味姜辛汤等，都是大同小异的，临床根据不同的情况灵活选择即可。

　　【附方】甘草干姜茯苓白术汤（《金匮要略》，又名肾着汤）　甘草二两（6 g）　干姜四两（15 g）　茯苓四两（30 g）　白术二两（10 g）上四味，以水五升，煮取三升，分温三服。（现代用法：水煎服。）功用：暖土胜湿。主治：寒湿下侵之肾着病。身重腰下冷痛，腰重如带五千钱，但饮食如故，口不渴，小便自利。

萆薢分清饮

（《丹溪心法》）

　　【组成】益智仁　川萆薢　石菖蒲　乌药各等分（各 20～30 g）
　　【用法】上剉，每服五钱，水煎，入盐一捻，食前服。（现代用法：水煎服，入食盐少许。括弧中用量为本人处方成人常用量。）
　　【功用】温暖下元，利湿化浊。
　　【主治】下焦虚寒。小便白浊，频数无度，白如米泔，凝如膏糊。
　　【方解及心得】"萆薢分清石菖蒲，草梢乌药智仁具。"这个方子是朱丹溪的。还有一个萆薢分清饮是程钟龄的，我对其也编了一个方歌："程氏萆薢石菖蒲，苓柏术莲丹参前。"这两个方子既有联系又有区别，咱先说朱丹溪。朱丹溪原名朱震亨，字彦修，公元 1281 年 11 月

28 日出生在浙江义乌的南部，并长期生活在这里。因这里有条曲折蜿蜒的溪水，溪水两岸的岩石是红色的，所以这条溪水叫丹溪。随着医术的长进，朱震亨名声大噪，因此被后人尊称为"丹溪翁"。

据传朱丹溪在给患者诊病时，接触到很多的富家子弟，富户人家的男丁多半娶几房妻妾，不可避免地出现"阴精耗损太过"而导致阴虚火旺的情况，这为今后其"阳常有余，阴常不足"理论奠定了基础。

本方主治的下焦虚寒所致的小便白浊、频数无度、白如米泔的情况常见，而凝如膏糊的情况并不多见，再参照舌脉，要么从肾虚论治，要么从湿热论治，这就与程钟龄的方子比较接近了。程老先生在长期的行医生涯中似乎也发现了类似的问题，单纯的用朱丹溪萆薢分清饮的四味药往往解决不了临床上遇到的真实问题，故创了新的萆薢分清饮，见附方。

近期治疗一男子，28 岁，未婚，遗精半月余。起初是梦遗，随后发展成清醒状态下也遗精，每当看到漂亮女子便想入非非，伴头昏头沉，小腹拘急，腰酸腿软，大便有点发黏，小便黄、微微有热感。因是外地患者，所以病人把舌象的照片通过网络发给了我。其舌红，苔白厚、中心微黄腻。辨证为湿热扰动精室，精关不固，治疗清热利湿，分清化浊。予萆薢分清饮加减：益智仁 30 克，川萆薢 30 克，石菖蒲 30 克，乌药 30 克，茯苓 30 克，黄柏 12 克，莲子心 10 克，丹参 15 克，山药 30 克，桑螵蛸 10 克，煅龙骨 30 克。水煎服，每日一剂。并嘱其清心寡欲，自我调节。方中萆薢祛湿利小便，分清浊；用益智仁、山药、乌药，取缩泉丸之意，配以桑螵蛸、煅龙骨固摄精关；黄柏、莲子心、丹参清下焦湿热。

二诊：服药五剂，遗精次数明显减少，由最初的 2～3 次/日减少到每日 1 次，二便正常，诸症缓解。建议上方继服五剂。前后共十剂，病情告愈。

另外，但有小便白浊，频数无度，白如米泔，并无明显的基础疾病和不适者，多无须用药，注意休息，节制房事，自然可愈。

【附方】 萆薢分清饮（《医学心悟》） 川萆薢二钱（30 g） 黄柏炒褐色 石菖蒲各五分（各10 g） 茯苓 白术各一钱（各10 g） 莲子心七分（6 g） 丹参 车前子各一钱五分（各10 g） 水煎服。功用：清热利湿，分清化浊。主治：湿热渗入膀胱。白浊，膏淋，尿有余沥，小便浑浊，舌苔黄腻。

第五节　祛风胜湿

祛湿剂的最后一类是祛风胜湿类，主要的代表方羌活胜湿汤、独活寄生汤。此类方剂主要由辛温发散祛风的药组成。因为风药升散，能够鼓舞、发越、升发人体的阳气，从而带走人体的湿邪，所以无论是在肌腠之间还是在经隧关节之间的湿邪，皆可祛之。当然，这是需要在临床灵活加减化裁才能达到的一个理想效果。

独活寄生汤

（《备急千金要方》）

【组成】 独活三两（12 g） 寄生（10 g） 杜仲（10 g） 牛膝（15 g） 细辛（6 g） 秦艽（9 g） 茯苓（30 g） 肉桂心（6 g） 防风（6 g） 川芎（15 g） 人参（10 g） 甘草（6 g） 当归（12 g） 芍药（30 g） 干地黄各二两（15 g）

【用法】 上十五味，㕮咀，以水一斗，煮取三升，分三服，温身勿令冷也。（现代用法：水煎服。括弧中用量为本人常用成人处方量。）

【功用】 祛风湿，止痹痛，益肝肾，补气血。

【主治】 痹证日久，肝肾两亏，气血不足。腰膝疼痛，肢节屈伸不利，或麻木不仁，畏寒喜温，心悸气短，舌淡苔白，脉象细弱。

【方解及心得】 从方后的主治范围来讲，独活寄生汤是用来治疗久痹的，且主要是下肢久痹。表现为腰膝疼痛，四肢屈伸不利。下肢涵盖了髋关节、膝关节、踝关节等。它们被风湿所伤，天长日久，"风寒湿三气杂至合而成痹，其风气胜者为行痹，寒气胜者为痛痹，湿气胜者为着痹。"当然，有的时候特别是在长夏季节或南方的梅雨季节感受湿热之邪也可以成为湿热痹。

若疏于治疗经年不愈，风寒湿之邪就会由表及里、由浅入深伤于血脉、筋、骨，再不愈就会殃及相应的脏腑。《内经》有久痹入络、久痹归脏之说。即内舍于其所合，筋所合在肝，骨所合在肾，脉所合在心。故其导致肝肾两亏，气血不足，心脉失养，而出现腰膝疼痛，肢节屈伸不利，或麻木不仁，畏寒喜温或心悸气短。这就是平常所说的"风湿骨病、风湿性心脏病"。一旦形成这些"并发症"，治疗的难度就增加了，治疗的时间就会大大的延长。并且长期用药会加重肝肾的代谢负担，容易出现肝肾功能损伤，有的还会引起胃黏膜的损伤进而引发胃病。因此我主张要在疾病的早期治疗，《内经》也有"善治者治皮毛……"之说，"未病先防、既病防变"也是这个道理。

我在临床上用此方主要治疗腰椎间盘脱出所导致的腰痛，下肢酸麻胀痛、屈伸不利甚至肌肉萎缩等。治疗时应先手法复位，缓解腰椎神经的压迫症状，再用独活寄生汤加减。

曾治疗一张姓患者，男，52岁，农民，患腰椎间盘脱出10余年，反复发作。CT平扫提示腰4、腰5右脱，因压迫神经根导致右侧下肢酸麻胀痛，以小腿肚为甚。对比两下肢，右下肢比左下肢稍细，且腓肠肌略有萎缩。曾多次复位无效，屡屡滑脱。痛苦之余寻求中医治疗。来诊时自述乏力，行走或上楼梯时两腿疲软无力，右侧膝盖以下发凉，伴有失眠、心烦。其面色萎黄，舌质红、少苔，脉细数。

辨证为痹证日久，肝肾两亏，气血不足，神不守舍。治以祛风湿，补肝肾，益气血，养心神，并采用手法复位，让其睡硬板床。

处方：独活12克，桑寄生10克，杜仲10克，怀牛膝30克，细辛6克，秦艽9克，茯苓30克，肉桂心6克，防风6克，川芎15克，人参10克，甘草6克，当归12克，芍药30克，生地黄15克，酸枣仁40克。五剂，水煎服，每日一剂。

二诊：服药后腰腿痛略有缓解，仍有失眠，烦躁，舌质红，出现薄黄腻苔，考虑虚实夹杂，本虚标实，陈年痼疾，一时难以奏效，在上方基础上加鸡血藤30克、黄连6克，与肉桂相合交泰丸之意，以加强活血通络、交通心肾的作用。继服六剂，水煎服。

三诊：腰腿疼痛已明显缓解，令其家人购买腰部束带以起到腰椎的固定作用，并配合针灸通经络，止痹痛。上方继用十剂。

四诊：腰腿痛已消失，并能正常务农，腰椎未再出现滑脱现象。治疗反复腰椎滑脱的患者必须要壮腰健肾先固其本，以增强肾气对腰椎的固摄作用。

独活寄生汤侧重于治疗病邪入里的下肢久痹，与其相对应的是治疗寒湿所伤，伤在肌表，侧重于上半身痹证的羌活胜湿汤。上半身痹证主要涉及肩背、头，表现为"颈如拔"，脖子好像被人拉紧似的，比较僵硬，腰脊转动不灵便，且阴雨天等空气中湿气过大时自觉加重。因此羌活胜湿汤选用的药都是散风祛湿、辛散之品，羌活、独活、川芎、防风都是这个作用，另外还有具有升散作用，直达病所的蔓荆子、藁本。如兼有营卫两虚，风湿痹痛，肩项臂痛，手足麻木者，可加黄芪30克、当归12克、片姜黄12克、生姜3片，组成蠲痹汤治疗。对于颈项肩背疼痛者，可配合针灸、按摩疗法，疗效会更好。

【附方】羌活胜湿汤（《内外伤辨惑论》）羌活　独活各一钱（各12 g）　藁本　防风　甘草炙　川芎各五分（各9 g）　蔓荆子三分（6 g）

上㕮咀，都作一服，水三盏，去滓，食后温服。（现代用法：水煎服。）功用：祛风胜湿。主治：风湿在表。肩背痛不可回顾，头痛身重，或腰脊疼痛，难以转侧，苔白，脉浮。

【**附方**】 蠲痹汤（《百一选方》）　羌活　姜黄　当归　黄芪蜜炙　赤芍　防风各一两半（各9g）　甘草炙，半两（6g）　上㕮咀，每服半两，水二盏，姜五片，煎至一盏，去滓温服。（现代用法：加生姜6g，水煎服。）功用：益气和营，祛风胜湿。主治：营卫两虚，风湿痹痛，肩项臂痛，手足麻木等。

第十二章 祛痰剂

首先要明确什么是痰、什么是饮。通常情况下虽痰饮并称，但实际上二者是有区别的。痰是黏稠的，饮是清稀的，两者均是脏腑功能失调的病理产物。同时痰饮不除又会进一步加害脏腑，影响脏腑正常的生理功能活动，导致肺失于宣降、脾失于传输，更使得痰饮留于脏腑和经络之间。痰阻于肺则咳吐痰涎，胸闷泛恶；痰阻于脾则致脾为湿困，出现乏力倦怠；痰阻于经络则肢节烦痛，此痰又称为"无形之痰"。在病理变化方面，如痰生成以后，着而不去，可以化热形成痰热，也可以形成痰阻气机的病证。

在治疗上要"见痰休治痰"，要考虑痰的成因，进行辨证治疗。古有"治痰先治气"之说，因为痰饮为津聚而成，而津液的输布和代谢与气的运行有关，所以在治痰的药物之中有必要加入理气、行气、调气的药物，如半夏、陈皮、苏子、白芥子、莱菔子等。痰去之后需要健脾，因为"脾为生痰之源"，所以治痰的方剂中往往也不乏健脾的药，如茯苓、党参、白术等。痰形成以后可以化热变成热痰，那就要配伍清热化痰的药，如胆南星、竹茹等。对于一些慢性咳喘素有痰饮久伏，突遇寒邪外袭，外寒引动痰饮并进一步伤及阳气者，则需要配伍温阳散寒的药，等等，不再一一赘述。总之，要视病邪兼夹灵活组方。这里主要介绍我用得比较多的方子：二陈汤、温胆汤、小陷胸汤、止嗽散。

第一节　燥湿化痰

燥湿化痰剂适用于湿痰证，症见痰多易咯，胸脘痞闷，呕恶眩晕，肢体困倦，舌苔白滑或腻等。常用的方剂有二陈汤、温胆汤。

二陈汤

（《太平惠民和剂局方》）

【组成】 半夏汤洗七次　橘红各五两（各 15 g）　白茯苓三两（15 g）甘草炙，一两半（6 g）

【用法】 㕮咀，每服四钱，用水一盏，生姜七片，乌梅一个，同煎六分，去滓热服，不拘时候。（现代用法：加生姜 5 g、乌梅 1 个，水煎服。括弧为本人常用成人处方用量。）

【功用】 燥湿化痰，理气和中。

【主治】 湿痰咳嗽。痰多色白易咯，胸膈痞闷，恶心呕吐，肢体困倦，或头眩心悸，舌苔白润，脉滑。

【方解及心得】 初学中医方剂的时候，只是死记硬背方子的药物组成、主治和功效，而根本不去思考方中的其他深层次的问题，参加工作以后才逐渐明白这个方为什么叫作"二陈"。

从药物组成来讲，二陈汤中的"二陈"指的是半夏、橘红（是柚子一类的皮，通常入药都用陈皮，即存过一定时间的橘皮）这两个药，且放陈至少要一年。从药性上来讲半夏是燥的，陈皮也是燥的，放陈了以后燥性就降低了，但不影响燥湿化痰的疗效，反而会缓和药性，加强它的作用，这是经过众多医家临床实践得出的结论。

二陈汤所治的痰是水湿所聚之痰，其中的半夏、陈皮是主药，半夏能燥湿，陈皮能行气，一个向上，一个向下，陈皮理气且能向上而散，半夏行气、散结且能向下而行，二者均能入脾肺胃经，属于"动态"的药，用之能使肺脾之气升降有度。并在此基础上加了一味"静药"茯苓，渗湿健脾，因为脾为生痰之源，健脾不祛湿非其治也。甘草调和诸药还能健脾气。在煎服法里加了一点生姜、乌梅，乌梅量很少，其作用可以生津、可以敛气，在二陈汤的基础上加一点乌梅，燥湿化痰而不伤津，还能助长肺气，只有肺气足，祛痰外出才有力量；加生姜，既能助降逆化痰之功，又能制半夏之毒。由此看来古人组方的思维是相当缜密的。

诸药相合共奏燥湿化痰、理气和中之功效，治疗湿痰咳嗽，痰稀量多，胸膈满闷，肢体倦怠，舌苔白润，脉滑者。但是，寥寥数味药临床治疗湿痰咳嗽较轻者还算勉强胜任，对于病情较重者就须加减化裁了。如在二陈汤的基础上加党参、白术，名六君子汤，适于湿痰咳嗽伴脾虚较甚者；加木香、砂仁，名香砂六君子汤，对于湿痰咳嗽伴胸脘满闷者疗效较好；如服药不效，胸腹胀满较甚者，可联合三子养亲汤（苏子、白芥子、莱菔子），以增强行气宽胸、燥湿化痰的功效；加胆南星、枳实，名导痰汤，适于痰涎壅盛，胸膈痞塞，或咳嗽恶心者；加胆南星、人参、菖蒲名涤痰汤，适于中风痰迷心窍，舌强不能言者；加天麻、白术名半夏白术天麻汤，治疗肝风夹痰浊上扰头目，而发眩晕呕恶，甚则头痛胀闷，温温欲吐者。

医案：郝某某，男，42岁，咳嗽、咳痰10余年。

痰液清稀、色白、量多，每天中午咳甚，下午及夜间缓解，一年四季均咳吐稀薄痰涎，以秋冬季节为甚。近日来因受凉咳痰加重，胸中有憋闷感，有时不能平卧，邀我诊视：患者面色有点虚浮，胸膈满闷，难以久卧，纳差，乏力，舌淡胖，苔湿滑，边有齿痕，脉沉细滑。西医诊断：1. 支气管扩张；2. 喘息性支气管炎；3. 肺气肿。

中医辨证为肺脾久虚，适逢寒邪来袭，伤及肺脾阳气，痰湿不得温化，壅遏肺间，升降失常。治当温肺化痰，健脾祛湿。予二陈汤联合三子养亲汤、苓甘五味姜辛汤加减：姜半夏15克，陈橘红12克，茯苓30克，苏子10克，白芥子10克，莱菔子10克，干姜10克，细辛6克，五味子5克，瓜蒌皮30克，炒党参30克，白术15克，甘草6克。五剂，水煎服，日一剂。

方中二陈汤燥湿化痰，理气和中；三子养亲汤降气畅膈化痰；苓甘五味姜辛汤温肺化饮。

二诊：咳嗽减轻，痰量减少，胸闷缓解，纳食增加，体力渐增，身能平卧，舌体转为淡红，苔湿滑已消退大半，脉较前有力。证属痰湿之邪渐退，肺脾之气渐复，宗上方继服五剂，病情恢复。后每当咳痰发作，用此方仍然见效。

【附方】

（1）导痰汤（《妇人大全良方》）　半夏二钱（12 g）　南星　枳实麸炒　茯苓　橘红各一钱（各12 g）　甘草五分（6 g）　生姜十片（6 g）水煎。功用：燥湿祛痰，行气开郁。主治：痰涎壅盛，胸膈痞塞，或咳嗽恶心，饮食少，或肝风夹痰，呕不能食，头痛眩晕，甚或痰厥者。

（2）涤痰汤（《严氏济生方》）　半夏姜制　胆星各二钱二分（各12 g）　橘红　枳实　茯苓各二钱（各12 g）　人参　菖蒲各一钱（各12 g）　竹茹七分（10 g）　甘草五分（6 g）　加姜枣，水煎服。功用：涤痰开窍。主治：中风痰迷心窍，舌强不能言。

温胆汤

(《三因极一病证方论》)

【组成】 半夏　竹茹　枳实麸炒, 各二两（各 12 g）　　陈皮三两（12 g）
甘草一两, 炙（6 g）　　茯苓一两半（30～50 g）

【用法】 上锉散, 每服四大钱, 水一盏半, 姜五片, 枣一枚, 煎
七分, 去滓, 食前服。（现代用法：生姜五片, 枣一枚, 水煎服。括弧
内用量为本人常用成人处方量。）

【功用】 理气化痰, 清胆和胃。

【主治】 胆胃不和, 痰热内扰。虚烦不眠, 或呕吐呃逆, 以及惊
悸不宁, 癫痫等。

【方解及心得】 温胆汤是临床最常用的方剂之一。据唐代孙思邈
的《备急千金要方》和王焘编撰的《外台秘要》记载, 温胆汤源于南
北朝名医姚僧垣编撰的《集验方》。原方由生姜、半夏、橘皮、竹茹、
枳实、炙甘草六味药组成。但在《三因极一病证方论》中, 对温胆汤
的应用做了一些化裁, 在原方基础上增加了茯苓、大枣两味药, 从而
扩大了原方的治疗范围。明代和清代医家在长期的临床实践中, 又摸
索出了行之有效的加减法：如心虚神怯者加人参, 烦热者加黄连, 痰
滞者加胆南星等。加黄连者名黄连温胆汤, 加柴胡、黄芩者名柴芩温
胆汤。《证治准绳》中有去竹茹, 加枣仁、五味子、远志、熟地黄、人
参的十味温胆汤。这些加减方使温胆汤的临床适应证增加了许多。据
现代文献报道, 温胆汤加减可治疗内外妇儿的 20 多个病种, 涉及多个
脏腑组织系统。

从温胆汤的组成药物在方中的作用和地位来看, 半夏辛温, 燥湿
化痰, 和胃止呕, 为君药。竹茹甘而微寒, 清热化痰, 除烦止呕, 为
臣药。半夏与竹茹相配, 一温一凉, 化痰和胃, 止呕除烦之功兼备。

陈皮辛苦温，理气行滞，燥湿化痰；枳实辛苦微寒，降气导滞，麸炒之后可降低枳实的峻烈之性，以免伤了胆腑的少阳之气。陈皮与枳实相合，温凉并用增强了理气化痰之功，亦为臣药。茯苓健脾渗湿以绝生痰之源，为佐药，伍以生姜、大枣调和脾胃并佐制半夏的毒性。炙甘草调和诸药，为使药。纵观全方不寒不燥，温凉兼进。古代医家选药处方是基于胆的生理功能特点而设的——胆是奇恒之腑，清净之腑，内藏清（精）汁，与其他腑是有区别的，他腑都是传化物而不藏，唯独胆既能藏精汁又能传化物，兼备脏腑的双重功能。所以胆的特点是既不宜热，也不宜寒，只有保持恒温，少阳之气才能正常地升发，才能有助于脾胃消化。

从史料记载来看，《千金》与《外台》都称温胆汤的主治适应证为"大病后，虚烦不得眠，此胆寒故也。"这里的"胆寒"，不应理解为寒，而应理解为"胆气虚"，即大病之后少阳升发之气受损，从这一点来理解温胆汤就比较容易了。

从本方主治内容来看却赋予了它清胆和胃的功效。主治胆胃不和、痰热内扰所致的虚烦不眠，或呕吐呃逆，以及惊悸不宁，癫痫等。我认为这些证候已经超出了"胆气虚"的时段，是"胆气虚"进一步发展而出现了气郁生痰、痰郁化热的邪实证候，属本虚标实，非"温胆汤"原方所能见效。我在临床上治疗胆胃不和、胆胃郁热证往往加上一味胆星 12 克，或黄连 10 克，或黄芩 12 克，效果会更好。生姜用量可视呕吐呃逆的情况增减。这样温胆汤才能够担当理气化痰、清胆和胃的重任。下面举验案二例：

医案一：失眠证。

吴某某，女，39 岁，失眠 20 余天。患者 20 天前因在某餐馆食用涮火锅后，自觉咽部热痛，复又与丈夫因家庭琐事生气，出现失眠，寐而易醒，醒后难眠，伴烦躁不安，辗转反侧，纳谷不香，口苦，大便干，小便黄，舌质红，苔黄腻，脉弦数。辨证属气火郁滞，胆胃不和。治当疏肝理气，清胆和胃。处方温胆汤加减：半夏12克，陈皮12克，茯苓30克，枳实12克，柴胡12克，黄芩12克，胆南星12克，竹茹12克，酸枣仁30克，甘草6克，生姜3片，大枣3枚。水煎服，每日一剂。

二诊：服药五剂，睡眠改善，但睡眠的深度和时间还没有恢复正常，口苦烦躁缓解，大便通畅，小便颜色较前变浅，舌苔渐退，但仍有黄腻苔。效不更方，建议继服六剂。

三诊：咽部仍感疼痛，口咽发干，上方加玄参30克、射干12克，麦冬30克。服五剂而愈。

本案例是在火郁的基础上复又气郁，气火叠加，灼津生痰，酿生痰热，故应用温胆汤清胆和胃而愈。

医案二：眩晕（美尼尔氏综合征）。

刘某某，男，50岁，因操劳儿子婚宴，劳累过度出现眩晕，天旋地转，不敢睁眼，只能躺在床上不能坐起，心下痞满，呕吐黏痰。舌质红，苔黄腻，脉细滑。辨证属痰热阻滞，转枢不利，清阳不升。治当理气化痰，清胆和胃。处方：清半夏40克，茯苓50克，陈皮12克，竹茹12克，柴胡12克，黄芩12克，胆南星12克，瓜蒌30克，黄连10克，生姜10克，泽泻30克，甘草6克。五剂，水煎服，每日一剂。

二诊：诸证明显改善，继原方再服三剂而愈。

方中柴胡、黄芩取小柴胡汤之口苦、咽干、目眩提纲证，"但见一症便是，不必悉具。"黄连、半夏、瓜蒌是取小陷胸汤之痰热互结于胸中之义。

【附方】 十味温胆汤（《证治准绳》） 半夏汤洗 枳实麸炒 陈皮去白，各二钱（各9g） 白茯苓去皮，钱半（15g） 酸枣仁炒 远志去心，甘草汁煮 五味子 熟地黄酒洗，焙 人参去芦各一钱（各10g） 粉草炙，半钱（6g） 生姜五片 红枣一枚 水煎服。功用：化痰宁心。主治：心胆虚怯，触事易惊，四肢浮肿，饮食无味，心悸烦闷，坐卧不安。

第二节 清热化痰

清热化痰剂适用于咳嗽，痰黄黏稠难咯，舌红，苔黄腻，脉滑数等。这里主要介绍一下小陷胸汤。

小陷胸汤

（《伤寒论》）

【**组成**】 黄连一两（12 g）　半夏洗，半升（12 g）　瓜蒌实大者一枚（30 g）

【**用法**】 上三味，以水六升，先煮瓜蒌，取三升，去滓，内诸药，煮取二升，去滓，分温三服。（现代用法：水煎服，括弧内为本人常用成人处方用量。）

【**功用**】 清热化痰，宽胸散结。

【**主治**】 结胸证。由于痰热互结于心下，致胸脘痞闷，按之则痛，或咳痰黄稠，舌苔黄腻，脉滑数。

【**方解及心得**】《伤寒论》第128条："问曰：病有结胸，有脏结，其状何如？答曰按之痛，寸脉浮，关脉沉，名曰结胸也。"第131条说："病发于阳，因而下之，热入因作结胸；病发于阴，而反下之，因作痞也。所以成结胸者，以下之太早故也"。结合《伤寒论》，我对本病的认识是，素体本有痰水之实邪，又恰逢得了外感，医者对其采用了攻下的办法治疗，导致寒热之邪内陷，令无形寒热之邪与有形之痰水相互胶结而致"结胸"。临床上常与痞证相鉴别。痞证是由无形之气痞塞于心下所致，位置均多表现在剑突的正下方，满而不痛，按之尚软且能因嗳气、矢气而缓解。而结胸证表现为心下硬满而痛，按之有硬的感觉（须结合胃镜排除胃结石、胃内的肿瘤，以免耽搁病情），属于实证。

由于病人的体质和下法的不同，造成的结胸也有轻重，故治疗的方剂也有大、小陷胸汤和大陷胸丸之别。其中大陷胸汤证临床表现为大便干结，从心下至少腹硬满疼痛不可近，给患者查体以手触诊患者有抗拒感。这类病证多见于老年患者，往往先有外感证，经过治疗，外感治愈了却出现了"心下"的硬满痛。其舌质红，苔黄燥乏津。应用大黄 12 克、芒硝 30 克、甘遂（行气药代替）以泻下攻积，软坚散结。因为甘遂有大毒，对肝肾功能会产生损害，一般用厚朴 15 克来代替，并能增强大肠的传导功能。

小陷胸汤组方很简单，就三味药：黄连、半夏、瓜蒌。半夏、瓜蒌祛痰。因为是热，所以用黄连清热。瓜蒌实与瓜蒌仁有别，瓜蒌实就是全瓜蒌，连皮带仁，有散结的作用。另外瓜蒌皮和瓜蒌根（天花粉）与全瓜蒌作用相似，都能甘寒生津，润燥，祛痰，散结，而瓜蒌仁则是能润肺化痰，润肠通便，临床应用时需注意。如果患者属于肺系疾病建议在应用时将黄连改为黄芩，因为黄连为苦寒降泄之品，善入心经、胃经，以清心胃经的痰热、火热最为擅长，而黄芩入肺经，善清泻肺火。

以方测证的话该病还能见到胸脘痞闷，按之则痛，或咳痰黄稠，舌苔黄腻，脉滑数，或有大便黏滞不爽。在日常的诊疗活动中我主要应用该方治疗：1. 冠心病，表现为心悸、胸闷、失眠、烦躁易怒、舌质红或暗紫，舌苔薄黄或黄厚腻，可用该方加丹皮 12 克、栀子 12 克、淡豆豉 15 克、酸枣仁 40 克、合欢皮 20 克、丹参 30 克治疗；2. 慢性肺病，见咳痰黄黏稠，胸闷憋喘，大便干，小便黄，舌质紫暗，脉象滑数，可在小陷胸汤的基础上去黄连，加黄芩 12 克、前胡 12 克、苏子

15 克、苏梗 12 克治疗；3. 慢性胃炎，见胃脘痞满，心中热甚，或泛吐酸水，或见舌红、苔中心黄且欠润，脉滑数，可在小陷胸汤基础上加枳壳 12 克、香橼 12 克、佛手 12 克、麦冬 30 克、煅瓦楞子 30 克，另加乌贼骨 30 克以行气和胃、收涩制酸。以上都是水煎服，每日一剂。

后面的附方柴胡陷胸汤是在小陷胸汤的基础上联合小柴胡汤化裁而成。以方测证的话应该比小陷胸汤证多了个半表半里证。原方的用量都很小，作用清热、宣中、和胃。就用量比例来看，用黄连是比较谨慎的，而且还用生姜汁炒黄连，通过姜汁炒黄连来制约它的苦寒之性。

【附方】 柴胡陷胸汤（《通俗伤寒论》）柴胡一钱（12 g）　姜半夏三钱（12 g）　小川连八分（10 g）　苦桔梗一钱（12 g）　黄芩钱半（12 g）　瓜蒌仁杵，五钱（30 g）　小枳实钱半（10 g）　生姜汁四滴，分冲　水煎服。功用：清热化痰，宽胸开膈，和解少阳。主治：少阳证具，胸膈痞满，按之痛，口苦，苔黄，脉弦而数。

第三节　治风化痰

治风化痰剂适用于风痰证。风痰为病有内外之分。外风生痰为外感风邪，肺气失宣，痰浊内生所致。临床可见恶风发热，咳嗽痰多等。代表方是止嗽散。内风夹痰多因素有痰浊，肝风内动夹痰上扰所致，治宜熄风化痰。代表方为半夏白术天麻汤。

止嗽散

（《医学心悟》）

【组成】 桔梗炒　荆芥　紫菀蒸　百部蒸　白前蒸，各二斤（各 1 kg）
甘草炒，十二两（375 g）　　陈皮去白，一斤（500 g）

【用法】 共为末，每服三钱，开水调下，食后，临卧服，初感风寒，生姜汤调下。（现代用法：共为细末，每次服 9 g，温开水或姜汤送下。亦可做汤剂，用量按原方比例，酌情增减。括弧中用量为本人处方成人常用汤剂量。）

【功用】 止咳化痰，疏表宣肺。

【主治】 风邪犯肺，咳嗽咽痒，或微有恶寒发热，舌苔薄白等。

【方解及心得】 作为一名医生，最起码要记住一个或两个治疗感冒后出现咳嗽的药方。不要小看这个咳嗽，有的咳嗽容易治疗甚至是不用治疗，喝点梨水、姜汤什么的就能自愈。但有的咳嗽比较顽固，一连十几天不愈，伴有咽部发痒，咳而有痰或无痰，有的会出现恶风或恶寒，稍一活动就出汗。治疗这一类咳嗽就记住一个方剂止嗽散就可以了。为此我自己编了一个方歌："止嗽散用桔甘前，紫菀荆陈百部研。"

在这个方子里面既用了宣肺祛邪的桔梗、荆芥，又用了降气祛痰止咳的紫菀、百部、白前。而在炮制方面，紫菀、百部、白前用了蒸的方法，甘草、桔梗用了炒的方法，这在一定程度上赋予了方剂的温热之性。以此看来，古人立此方主要是为了治疗感受风寒所致的咳嗽，其主要表现为微恶风寒，咳嗽有痰，痰白，并伴有咽部发痒。我在临床应用此方时均将紫菀、百部、白前改为蜜炙。一般情况下给予成人的处方用量为桔梗 12 克、荆芥 12 克、蜜炙紫菀 12 克、蜜炙冬花 12 克、蜜炙百部 12 克、蜜炙白前 12 克、蜜炙甘草 6 克。其中蜜炙冬花和紫菀配对使用，有功效相加的作用。证与方对，一般数剂就能治愈。

但如果遇到咳而少痰或无痰的患者，则要去掉蜜炙紫菀、蜜炙冬花、蜜炙百部，而加北沙参 15 克、百合 15 克、麦冬 30 克、石斛 12 克。如患者咳嗽伴有自汗恶风，此为肺卫气虚，不能固表之故，可在原方的基础上加生黄芪 30 克、生白术 15 克、防风 9 克，是取玉屏风散益气固表之意。如遇盗汗，手足心热，身体消瘦者，可作进一步的检查，如需要查一下"r–干扰素释放试验""痰结核菌抗酸染色""结核抗体"等，结合胸部 CT 平扫以排除结核杆菌的感染。

半夏白术天麻汤

（《医学心悟》）

【组成】 半夏一钱五分（15 g）　　天麻一钱（15～30g）　　茯苓一钱（30 g）　橘红一钱（12 g）　　白术三钱（15 g）　　甘草五分（6 g）　　生姜一片　大枣二枚

【用法】 水煎服。（括弧内用量为本人日常工作中成人处方量。）

【功用】 化痰熄风，和胃健脾。

【主治】 风痰上扰所致眩晕头痛，胸闷呕恶，舌苔白腻，脉弦滑

【方解及心得】 临床所见患者素有脾胃虚弱，水谷精微不能化生为气血，变生为痰，故有"脾为生痰之源"之说。适逢情志不遂，或猝然受到刺激，或因过度疲劳，而致痰浊中阻，清阳不升，头目失去奉养，肝气失其条达。《素问·至真要大论》说："诸风掉眩，皆属于肝。"肝风夹痰浊上扰头目，而发眩晕呕恶，甚则头痛胀闷，温温欲吐，这就是"痰厥"之故。天麻味甘平，入肝经，功能熄风镇痉，为治内风引起眩晕、头痛之佳品。《脾胃论》云："足太阴痰厥头痛，非半夏不能疗。眼黑头旋，风虚而作，非天麻不能除。"本方即二陈汤加天麻、白术而成。

我用本方在临床上主要是针对治疗头痛、眩晕，伴呕恶欲吐、头重、头沉，自述头脑不清亮，舌中心苔白厚腻，脉多濡缓者。晕得厉害者天麻可加至 30 克。天麻是无毒的，主要原产于中国、尼泊尔、不丹等地，气性和缓，是治疗风痰眩晕的不二之选，古有"风药之润剂"之称。《本草汇言》载天麻："主头风、头痛、头晕虚旋……"

如患者平素血压高且有偏头痛，可将本方加蔓荆子 30 克、川芎 12 克治疗，祛风通络止痛，疗效甚好。

如遇有顽固性的"美尼尔氏综合征"，眩晕，天旋地转，不能站立，常伴呕吐，不敢睁眼，常影响工作和生活者，可用本方联合温胆汤化裁治疗。

第十三章 消导剂

　　消导剂是指具有消积导滞的作用，用来治疗积滞病的方剂。用现代医学的话说就是一类有助消化的药。积和滞是两个不同的概念，积是积，滞是滞，积重滞轻。在没有成为胃实证的时候，只能是食滞，不能说是食积。食滞病程较短，有虚证实证之分。虚证是由胃腑气虚无力传导食物导致；实证多是因气机运行失畅而使食物不行所致。因此运用消导剂要分清虚实，酌情配伍相关药物，效果才会好。

　　食积病程相对较久，以手触之有形可见，且患者多自述有疼痛感，如仔细询问病史就会找到一些病因。有的积滞病不是单纯的食积那么简单，有的是因为吃柿子多了，柿子所含的碱性物质与胃酸结合形成胃结石所致；还有一些少儿患者是因患上一种异食症，经常偷偷揪吃自己的头发，日积月累形成胃中发结石所致。像这几类情况就必须借助内镜取出，甚至个别疑难者需要手术才能解决。我们在临床上要认真加以鉴别，不然盲目消导只会耽搁病情。

　　消导剂的用药原则是，把胃脘分为上中下三部，食积在上脘当吐，因为一时吃多、喝多，致胃脘胀得难受，要引而越之，使吐出为快；在下脘当泻，因势利导，邪去正安；在中脘当消，缓缓图之，照顾好邪正两方面的关系，不求一日之功。总之，但凡治疗积滞病要"衰其大半而止"，以免徒伤正气。下面主要介绍一个常用方剂保和丸。

保和丸

（《丹溪心法》）

【组成】 山楂六两（180 g）　　神曲二两（60 g）　　半夏　茯苓各三两（各 90 g）　　陈皮　连翘　萝卜子各一两（各 30 g）

【用法】 上为末，炊饼丸如梧桐子大，每服七八十丸，食远白汤下。（现代用法：共为末，水泛为丸，每服 6 ~ 9 g，温开水送下。亦可改为汤剂水煎服。括弧中用量为本人处方成人常用汤剂量。）

【功用】 消食和胃。

【主治】 一切食积。脘腹痞满胀痛，嗳腐吞酸，恶食呕逆，或大便泄泻，舌苔厚腻，脉滑。

【方解及心得】 胃为仓廪之官，主阳明，为多气多血之腑，善腐熟水谷，因此遇有食积会产生湿热。另外食积还可以阻止气机的运行而造成气郁，气郁也容易化热生痰。本方用了二陈汤之半夏、陈皮、茯苓，既能化湿祛痰，又可理气散结。加莱菔子能下气，为食物的传导与消化提供动力支持。选用连翘以清因食积所产之热。山楂善消肉积，日常生活中我们炖牛肉和排骨的时候加入一点山楂，可以使肉比较容易烂。神曲消面食积滞。本方诸药相配能治疗大多数的积滞。

我在临床上本方多用于小儿，成年人很少用。但在临证时一遇见小孩不想吃饭了就给其用此方来消食是不对的。只有是食滞才能用，无食滞则不用，一定要弄清原因。有的是因为小孩好吃零食，使胃一天到晚得不到休息，所以才一到吃饭的时候就不吃了。有的则是小儿素体脾胃虚弱而出现食积。只有面对这种情况才用消导剂，并且在消导食滞的同时，还要防止伤及脾胃之气。故需在保和丸中加健脾药，后面附方中的大安丸就是这个意思。

　　在临床上还要注意不要被家长"孩子不想吃饭"的主诉迷惑，要通过看看舌苔，再触诊腹部，询问大便情况，结合指纹和脉象，亲自掌握病人的第一手资料，判断食积的轻重后再开处方。有时候给孩子吃消导药的同时结合饥饿疗法效果会更好一些。有的孩子因不注意保暖，伤了脾胃的阳气，出现完谷不化的情况，治疗时就要在保和丸的基础上加炒白术、干姜、灶心土（煎汤代水）等药，并嘱其注意穿衣保暖，一般十余剂药就能治愈。除了保和丸以外，单味大黄治疗食积也很有疗效，我举两则用单味大黄治愈小儿积滞的验案，以飨读者。

　　医案一：王某某，女，3 岁，大便溏薄 4 个月，每日 2 ~ 3 次，纳差，面色萎黄不泽，形体有点消瘦，舌淡红，舌中心苔厚，脉细弱。在当地大小医院就诊，服药不效，来诊。查体腹部触诊有胀感，初步诊断考虑"食积"，因为小儿"脾常不足，肝常有余"。经仔细询问病史，患儿于 4 个月前，吃了几片牛肉，起初有点胀肚子，后来出现腹泻，综合患儿四诊资料考虑肉积，遵《内经》"通因通用"的原则，选了一味熟大黄 5 克，煎水代茶饮，加红糖分次服，小儿易于接受。连服了 3 天，起初拉得多一点、稀一点，慢慢地粪便中出现了一些黏糊糊的东西，到了第三天就不拉了。随后给予小卖部买的山楂片调理，饮食渐增，不久就恢复了以往的活泼。

　　医案二：患儿李某，男，出生 3 个月，系母乳喂养。近日每当在接受哺乳之后有吐奶现象，将吃进去的母乳几乎吐出一大半，伴腹胀，腹部叩诊呈鼓音，夜间哭闹不安，大便呈现绿色。邀余会诊，因当时本人刚参加工作不久，缺乏儿科治疗经验，在这种情况下有人请我会诊不好意思回绝，只好硬着头皮去出诊。第一次给这么小的孩子诊病有点"老虎吃天没地方下口"的感觉，当四诊合参之后心里就有数了，认定此病属于"乳积"，辨证为胃失和降，系每日的哺乳量超出了胃的受纳负荷，脾的受纳之物亦得不到及时的转运。因此我根据小儿的生理特点"脏气清灵，随拨随应"，让其父母用 3 克生大黄煎汤，并用红糖调味，频频少量灌服，中病即止，并结合着给患儿减量哺乳。目的是利用大黄的降气作用调和胃气，使上逆的胃气下行。结果 2 天后患儿哺乳一切如常，腹胀消失，睡眠亦安静。一味大黄能够立竿见影是我事先没有想到的。所以有时候问题并不是你想象的那么复杂，往往用一些简单的方法就能解决。

【附方】 大安丸（《医方集解》）即保和丸加白术二两（60 g）。用法如保和丸。功用：消食健脾。主治：饮食不消，体虚而不甚，以及小儿食积。

第十四章　痈疡剂

　　有很多的外科病应用中医中药治疗有很好的效果，比如过去的"肺痈""肠痈""疔疮""痈疽"都是中医外科治疗，而且在临床上也显现出了中医固有的优势。三国时期有个名医叫华佗，发明了麻沸散，是用来作手术麻醉用的，说明这个时期中医外科就有了长足的进步和发展，遗憾的是载有麻沸散和华佗经验的医籍已散佚。清代在太医院判吴谦的主持下，编撰了一套综合性的医学巨著《医宗金鉴》，其中就包括《外科心法》16 卷，为外科学的发展奠定了很重要的基础。书中记载了疔疮、痈疽的治法和方药，并将其编成歌诀的形式以便于记忆和背诵。在 20 世纪 80 年代以前，有很多的中医外科医生仍然沿用中医的传统方法治疗外科病，尽管由于现代外科的发展导致中医外科出现了萎缩和停滞，但在基层的乡镇医院或是乡村的医生仍应用家传的中医外科治法来治疗难治性的疔疮阴疽病，且疗效很好，有时候能解决一些大医院不能解决的问题。

　　本人的父亲是一名纯中医大夫，在治疗痈疮的时候善用中医的办法解决问题。对于红肿热痛的痈如果未成脓之时就采用"消"的办法，内服中药就可以消疮毒于无形而免于"开刀"，多数就是开一些清热解毒的药，用的剂量相对于大一些。对于脓已成而未溃的疔疮则采用

"透"毒的药物，如皂角刺、穿山甲等，以促使疔疮的溃破。对于表皮坚硬，不红不肿，脓成难以溃破，或溃破后久不收口的阴疽往往是因正气内虚无力托毒外出所致，这时就要用煅石膏、黄芪、党参托毒外出，去腐生肌。对于以上所述，无论是处于哪个阶段，都需要加入活血化瘀的药。因为无论是阴性的疮疡还是阳性的疮疡都会造成局部的血瘀，即热壅血瘀或寒凝血瘀。加入活血化瘀的药，使局部血液循环改善了，才能促使疾病的快速向愈。

有的痈或疽脓已成熟而不溃破就用消毒的剪刀捅破把脓液放出来，并剪掉创面周围腐败坏死的组织，再用油纱做成药捻塞进疮口进行引流，慢慢地新肉就能长出来了。还可用"拔毒膏"敷在痈疽的上面促使其溃破。

此外在治疗痈疽的过程中还要忌食发物，如虾、螃蟹、猪头肉、鲜鱼汤、公鸡、酒酿等，以免导致热毒凝聚，病情加重。

这里主要介绍一下仙方活命饮、五味消毒饮、阳和汤、千金苇茎汤、大黄牡丹皮汤、薏苡附子败酱散。

仙方活命饮

（《校注妇人良方》）

【组成】 白芷（9 g）　　贝母（12 g）　　防风（9 g）　　赤芍药（15 g）生归尾（12 g）　　甘草节（6 g）　　皂角刺（30 g）　　炒穿山甲（15 g）炙天花粉（12 g）　　乳香（10 g）　　没药各一钱（10 g）　　金银花（30 g）陈皮各三钱（12 g）

【用法】 用酒一大碗，煎五七沸服。（现代用法：水煎服，或水酒各半煎服。括弧内用量为本人日常工作中成人处方量。）

【功用】 清热解毒，消肿溃坚，活血止痛。

【主治】 痈疡肿毒初起，热毒壅聚，气滞血瘀。红肿焮痛，或身热凛寒，苔薄白或黄，脉数有力。

【方解及心得】 "仙方活命金银花，防芷归陈草芍加；贝母蒌根加乳没，山甲角刺酒煎佳。" 这个方剂具有清热解毒，消肿溃坚，活血止痛的功效，用于痈疡肿毒初起时能起到消退的作用；脓已经成时可以促使痈肿很快地穿透溃破，溃破了脓出来了，就能加速疮痈的痊愈。

从个方剂的药物组成来看：防风、白芷是解表药，一是从"火郁发之"的理念出发，能够散郁火；一是二药入脾、胃经。因为病是生于肌肉的，二者能从里向外透邪。银花被称为疮家之圣药，清热凉血解毒，用量30～50克，还可与连翘配在一起用，我在临床上经常加用30～50克薏苡仁，以增强其清热凉血的作用。加用天花粉可清热润燥，散结祛痰，因为气血壅滞容易化热，热邪伤津则干。因为该病有痛的感觉，为气血瘀阻不通所致，需要用活血通络的药，又因活血就必须行气，所以这个方剂里既有活血药又有行气药，但以活血化瘀为主，有赤芍、归尾、乳香、没药、皂角刺、穿山甲。由于气滞血瘀，经络气血津液运行不畅，痰易生聚，故又加祛痰之陈皮、甘草。

煎法为酒水同煎，其中的酒现在多主张用黄酒，因为黄酒行得快消散得也快，能起到助药力、通经络的作用。

记得在多年前曾经治过一例"蜂窝组织炎"，中医称为"背疽"，男性，43岁，既往健康无其他重要病史。在背部左上方，相邻部位生出几个疖肿，已冒出脓头，形似"蜂窝"，局部略红，以手触之有热感，局部痛且有波动感，伴有发热，轻度恶寒，舌红，苔薄黄，脉滑数。认定是热毒壅聚，气滞血瘀，且初已成脓，遂用仙方活命饮加减以清热解毒，消肿溃坚。处方：白芷9克，贝母12克，防风9克，赤芍药15克，当归12克，皂角刺30克，炮穿山甲15克（砸碎），天花粉12克，薏苡仁30克，蒲公英30克，野菊花15克，金银花30克，陈皮12克，甘草6克。加黄酒二两与水同煎。服药第三剂，发热、恶寒消退，第五剂后脓头溃破，轻轻挤压流出淡黄色的脓液。患者前后共服十五剂，病愈。

2017 年 9 月份我院中西医结合科收治了一名成年"猩红热"患者，青年男性，28 岁，以"发热 2 天，全身粟粒样红疹 1 天，体温 39 ℃，咽峡部肿痛"收入院。入院后查血：白细胞 1.3×10^9/ L，中性粒细胞占 80% 以上。体检发现左下肢小腿部发一"痈疮"，局部红肿热痛，且有波动感，脓液初成，尚未熟透。考虑与化脓性链球菌感染有关，遂给予青霉素静脉滴注，因为"猩红热"为 A 组 B 型链球菌（又称化脓性链球菌）引起的急性呼吸道传染病，青霉素对该菌具有明显的抗菌优势，一般作为首选。治疗 3 天后体温高峰降至 37.8 ℃。皮肤的颜色变浅，但第 3 天输完液后全身发生"风团"样皮疹，即平常所说的"荨麻疹"，属于迟发性的过敏反应。为安全起见谨慎地换用头孢哌酮舒巴坦钠，但治疗效果较差。

最后又用了万古霉素，仍然发生风团样皮疹，瘙痒，即使服用抗过敏药也不能控制。遂停掉全部的液体，给予中药清热解毒，同时请外科会诊，将下肢痈疮切开引流。中药给予仙方活命饮加减，处方：金银花 30 克，白芷 10 克，防风 6 克，蒲公英 30 克，薏苡仁 30 克，野菊花 15 克　当归 12 克，赤芍药 15 克，浙贝母 12 克，黄连 6 克，甘草 6 克。水煎服，每日一剂。服药三剂，体温已降至正常，皮肤红疹已消退，面部有皮屑。服药六剂，皮肤颜色已恢复正常，面部皮屑已消退，咽部红肿消失，下肢的痈肿经过 3 次换药已消肿，脓液已干净。

初用中药时还对这个病例有些担心，顾虑中药是否能够取代抗生素来治疗猩红热，实践证明这种担心是多余的。

【附方】 五味消毒饮（《医宗金鉴》）银花（30 g）　野菊花（30 g）蒲公英（30 g）　紫花地丁（30 g）　紫背天葵子各一钱二分（15 g）用法：水一盅，煎八分，加酒半盅，再滚二三沸时，热服，被盖出汗为度。（现代用法：水煎，加酒一二匙和服。药渣捣烂可敷患部。）功用：清热解毒，消散疔疮。主治：火毒结聚的痈疮疔肿。初起局部红肿热痛，或发热恶寒；各种疔毒，疮形如粟，坚硬根深，状如铁钉，舌红，苔黄，脉数。

阳和汤

（《外科证治全生集》）

【组成】 熟地一两（30 g） 肉桂一钱去皮，研粉（3 g） 麻黄五分（2 g） 鹿角胶三钱（9 g） 白芥子二钱（6 g） 姜炭五分（2 g） 生甘草一钱（3 g）

【用法】 水煎服。（括弧中用量为本人处方成人常用量。）

【功用】 温阳补血，散寒通滞。

【主治】 贴骨疽、脱疽、流注、痰核、鹤膝风等阴疽属阳虚寒凝证者。患处漫肿无头，酸痛无热，皮色不变，口中不渴，舌苔淡白，脉沉细等。

【方解及心得】 "阳和汤方治阴疽，鹿角胶和熟地需；甘草麻黄姜芥桂，温阳散寒疡自愈。"主治阳虚气寒、血脉凝滞的阴疽。最初学习这个方剂的时候，曾经对这个方剂里面的药物用量比例产生过很多的疑问，为什么里面的用量差别这么大？当初不甚明白古人为什么这样立方，后来经过思考和研究对这个方逐渐有了认识。

方中熟地、鹿角胶在这里是主药，性质都是温性的，大补精血，属于"静态"的药，配肉桂、炮姜起到温阳，活血脉，散寒祛湿的作用。炮姜炭、麻黄、白芥子也都是温热性质的药，具有补而兼散的作用，这几种药是"动态"的药。这里用麻黄就是取其能发越人体阳气之性，它能在熟地、鹿角胶大补精血的基础上引领"疽毒"外出，属于一种托法。麻黄在这里可使补益的药更好地发挥作用，使阳气能迅速地布达周身，与以往的补气托毒法是有别的。另外考虑到麻黄辛温，发越人体阳气，有伤阴耗血之弊，所以在这里麻黄仅用五分。白芥子善于走窜经络，祛皮里膜外之痰，与温补药共用具有补而不滞的作用。

写到这里我不禁为古代医家处方配伍的严谨与巧妙而感叹不已。验之于临床也确实能够证明阳和汤配伍的有效性。

记得在20世纪80年代初期，山东省中医药学校有一位方校长善用阳和汤治骨髓炎，在整个胶东半岛乃至山东省是远近闻名的，而这种名气是靠患者口口相传得来的，不像现在要靠广告的方式来招揽病人。来就诊的外地患者络绎不绝，我当时还是个在校的学生，跟着见习，其中给我印象最深的是一个40岁左右的患者。该患者患有左侧胫骨骨髓炎，局部软组织肿胀，皮色不红，局部触摸有凉感，已形成瘘道，经常有似脓非脓的淡黄色液体流出，有时会伴随着"骨渣"流出，下午或夜间时有低热。那时还没有CT扫描，X光显示有断裂的骨块。病程已达数年之久，形体略瘦，面色萎黄，长期的病痛折磨已耗伤气血。曾寻求中西医治疗，皆无效，来寻求方校长诊治。当时方校长就按中医"骨疽""贴骨疽"治疗，所用处方就按阳和汤的用药比例，熟地、鹿角胶量大，麻黄2克，肉桂3克，白芥子6克，炮姜3克，合五味消毒饮清热解毒，再加生黄芪、党参益气补虚，托毒外出，生肌长肉，促进骨质愈合。分疗程前前后后共治疗了3个多月，病情痊愈。拍片证实断裂的骨块已完全愈合，且对接良好，我到现在也搞不明白这骨块是怎么对接的。其他的那些已治愈的病例也全是这样吗？已不得而知。据说治疗骨髓炎的方子是方校长的家传秘方。当时中医药学校按照这个方药组成申请注册了一个成药"骨髓炎片"。不知是什么原因目前已没有人继承方校长的经验从事这个专病的研究了。

这个组方里除了阳和汤和五味消毒饮的组成外，肯定还有其他的鲜为人知的配伍技巧。我之所以在这里举这个他人用方的案例，就是想给广大的读者一个启发，大凡遇到阴疽、骨疽、贴骨疽这样的疑难杂症，不妨应用阳和汤加减，并根据兼夹症状联合其他方剂灵活配伍，或许能获得意想不到的疗效。

苇茎汤

（《备急千金要方》）

【组成】 苇茎切，二升（50 g）　薏苡仁半升（40 g）　冬瓜子半升，打碎（30 g）　桃仁三十枚（12 g）

【用法】 上㕮咀，以水二斗，先煮苇令得五升，去滓，悉内诸药，煮取二升，服一升；再服，当吐如脓。（现代用法：水煎服。括弧内用量为本人日常工作中成人处方量。）

【功用】 清肺化痰，逐瘀排脓。

【主治】 肺痈咳嗽，有微热，甚则咳吐腥臭痰，胸中隐隐作痛，肌肤甲错，舌红，苔黄腻，脉滑数。

【方解及心得】 中医临床医生都知道苇茎汤是治疗肺痈的，因为它首载于《备急千金要方》，所以习惯上称它千金苇茎汤。

苇茎原是芦苇初生的嫩茎，并不是芦根，由于受季节因素的影响和限制，在临床处方时就逐渐被芦根代替了。芦根的效果也挺好，但养阴生津的功效较苇茎略有逊色。原方可治疗因肺热所伤而发生的肺痈。病变部位主要在肺，病理性质主要为邪盛的实热证候，因邪热郁肺，蒸液成痰，邪阻肺络，血滞为瘀，痰热与瘀血互结，蕴酿成痈，血败肉腐化脓，肺络损伤，脓疡溃破外泄。病理基础主要是热壅血瘀。临床治疗主要是针对脓已成而未溃破的成痈期。临床可见发热或壮热，汗出烦躁，咳嗽气急，咳吐黄绿色浊痰，喉间自觉有腥味，苔黄腻，脉滑数。

本人曾在 1992 年的初冬治愈了一例肺痈患者。该患者饮酒 20 余年，嗜酒成性，并善嗜辛辣。起初咳嗽伴胸痛，有憋闷感，在社区诊所口服红霉素治疗效果不著，渐出现高热，咳吐腥臭脓痰，偶有痰中带有血丝，烦躁易怒，口干不欲饮，大便干，小便黄，苔黄略腻，脉

滑数。按中医辨证热壅血瘀给予处方：芦根 40 克，桃仁 12 克，薏苡仁
30 克，冬瓜仁 30 克（打碎），鱼腥草 30 克，全瓜蒌 30 克，金荞麦 60
克，黄芩 12 克，桔梗 20 克，生甘草 6 克。每日一剂，水煎服。起初三
剂，咳吐脓痰较多，随之痰量减少，体温渐退，烦躁胸闷明显缓解，
大便通畅，舌苔已变薄，脉数而不滑。上方继服六剂，咳痰明显减少，
喉间腥味明显变浅，食欲渐增，胸闷胸痛消失，大便有点溏薄，脉和
缓。鉴于邪去正复，恐寒凉太过，调方为：芦根 30 克，桃仁 10 克，薏
苡仁 30 克，冬瓜仁 30 克（打碎），鱼腥草 12 克，全瓜蒌 30 克，金荞
麦 30 克，黄芩 12 克，桔梗 10 克，生甘草 6 克。继服九剂，病愈而停
药。并嘱其注意休息，清淡饮食，戒烟戒酒，忌食辛辣，调养善后。
在此后的数年中，每次查体拍片均在其右上肺见一鸡子大小的块状物，
一度被误诊为肺癌，实际上是曾经的肺痈落下的"疤痕疙瘩"。在此后
的工作中我沿用此方治愈了不少的肺痈患者。

大黄牡丹汤

（《金匮要略》）

【组成】 大黄四两（15 g）　牡丹一两（12 g）　桃仁五十个（12 g）
冬瓜子半升（30 g）　芒硝三合（20 g）

【用法】 以水六升，煮取一升，去滓，内芒硝，再煎沸，顿服之。
（现代用法：水煎服。括弧内用量为本人日常工作中成人处方量。）

【功用】 泻热破瘀，散结消肿。

【主治】 肠痈初起，少腹肿痞。按之即痛如淋，小便自调，或善
屈右足，牵引则痛剧，或时时发热，身汗恶寒，舌苔薄腻而黄。

【方解及心得】 大黄牡丹汤治疗肠痈，曾编方歌："金匮大黄牡
丹汤，桃仁瓜子芒硝尝。"比较容易记诵。从主治内容来讲本方就是治
疗急性阑尾炎或慢性阑尾炎急性发作的。临床给这类患者查体时在右

下腹可触及包块，有明显的压痛，但腹肌紧张和反跳痛不明显，属于阑尾炎化脓以后脓液未溃的表现。由于阑尾根部的肿胀面向肠道的开口被堵住了，脓液不能向外排泄，气机也不通了，所以出现了腹痛，还会有大便干结情况，有时伴有发热、恶寒，舌苔薄黄腻，或白黄相兼且燥。本着"六腑以通为用"，就应该泻热破瘀，消肿散结，予大黄牡丹皮汤加减。我在临床上常常用大黄15～30克泻热通腑，牡丹皮12克凉血活血，桃仁12克活血逐瘀，冬瓜子30克解毒排脓，芒硝20～30克泻热软坚。服药后大便往往夹杂一些脓液，一般三剂药临床症状就会明显缓解。

如果阑尾成脓较多，破溃到腹腔中去就会出现"急性腹膜炎"的症状，破溃的脓液往往被大网膜包绕形成一个"大脓包"。出现这种情况就要进行手术切除阑尾并冲洗腹腔脓液了，单纯靠中药是解决不了的。如经过B超证实破溃后的脓液较少，又被大网膜局限，可用大黄牡丹皮汤加薏苡仁50克、败酱草30克，增强清热解毒的功效，加制附子6克，防止因用寒凉药、苦寒药过多伤及人体阳气，起到一个反佐的作用。这样就能慢慢地促使脓液吸收，达到治愈的目的。

这个方子之所以有效是因为方中药物经过现代药理研究发现，均具有广谱抗菌作用，除此之外还能调节人体气血，恢复人体的脏腑功能，这是单纯西药抗生素所不具备的。现代西医一般在治疗阑尾炎时多是采取切除的方法，可切可不切的都切了，要知道阑尾是消化系统内（肠道内）一个很重要的免疫器官，对于肠道内外来的致病菌起到一个杀灭或吞噬的作用，一旦被切除，一些"后遗症"就出来了，好多的患者经常会有便秘或者大便稀薄的情况。所以我认为人体的整个消化系统是一个有机的整体，各个组织器官分工协作共同完成饮食物的消化、吸收和排秘，一旦切除阑尾就会有缺位，功能秩序就会被打乱，因而就会出现不正常的现象。

【附方】 薏苡附子败酱散（《金匮要略》）薏苡仁十分（30 g）　附

子二分（6 g）　　败酱草五分（15 g）　　用法：三味杵为末，取方寸匕，以水二升，煎减半，顿服。小便当下。功用：排脓消肿。主治：肠痈内已成脓，身无热，肌肤甲错，腹皮急，如肿状，按之濡软，脉数。

第十五章　治带下和调经剂

　　妇科有经、带、胎、产疾病。古人云"宁治十男子，不治一妇人"，妇科疾病的难治就难在"胎孕"和"胎产"。随着现代科技的发展，临床先进的设备和治疗手段不断更新，为妇科急危疑难病的诊疗奠定了良好的基础。因此妇科病也就由难变成了不难。我在临床上治疗的妇科病主要是月经病和带下病。月经病的分类主要有月经先期、月经后期、月经先后不定期，月经量多、月经量少，还有闭经、痛经（经前腹痛、经期腹痛、经后腹痛）和崩漏。带下病主要有白带、黄带。本人在长期的临床实践中运用中医方治疗妇科病积累了一定的经验，某些经验还是有些价值的。这里主要介绍三个方：清热固经丸、完带汤和易黄汤。

完带汤

《傅青主女科》

【组成】白术一两，土炒（30 g）　　山药一两，炒（30 g）　　人参二钱（6 g）　　白芍酒炒，五钱（20 g）　　车前子三钱，酒炒（15g）　　苍术三钱（12 g）　　陈皮五分（12 g）　　黑芥穗五分（12 g）　　柴胡6分（12 g）　　甘草

一钱（6 g）

【用法】 水煎服。（括弧内用量为本人日常工作中成人处方量。）

【功用】 补中健脾，化湿止带。

【主治】 肝郁脾虚，湿浊下注。带下色白或淡黄，清稀无臭，面色㿠白，倦怠便溏，舌淡苔白，脉缓或濡弱。

【方解和心得】 "完带汤用二术陈，参甘车前药量准；柴芍淮山黑芥穗，疏肝健脾愈带坤。"从方子的组成来看针对的病邪主要是湿邪，针对的病位主要在脾，因为脾运化水湿和水谷精微，一旦某种原因导致脾虚运化失职，就会出现湿浊下注的情况。此方用少量人参补脾气，白术燥脾湿，山药健脾摄精，共为君药。苍术、陈皮燥湿运脾，芳香行气又能使君药补而不滞，车前子淡渗利湿，使水湿从小便而去，共为臣药，与君药相配止带而不留湿，利湿而不伤正。白芍柔肝疏肝，柴胡升阳举陷，使湿气不至下流过甚，荆芥穗入血分，祛风胜湿以止带，共为佐药。甘草为使，调和诸药。

纵观全方白术、山药、白芍、车前子四味药是炒的，为什么用炒，用生的不行吗？我想傅老先生的用意是想通过"炒"赋予这几种药温热之性，以振奋脾阳，加强醒脾祛湿的作用。方中陈皮、黑芥穗的用量为什么用5分，折合现代用量只有2克？根据我临床用药的经验，2克的黑芥穗根本起不到什么作用。傅老先生的用意到底是什么不得而知。

所以我在临床上一改完带汤原有的用药剂量，同样能够获得理想的效果，且根据临床上遇到的带下病患者往往伴有腰部绵绵作痛的表现，组方时又加入川续断15克、桑寄生15克壮腰止痛，因为古有"胎络者系于肾"之说。有的患者来诊后即使不用问诊，通过脉诊也能得知其带下较多，这类患者的两尺部多细软而无力，重按则"欲绝"，我认为这属于肾气虚，另外也有肾气不固的因素。

曾治一女性患者，37岁，患带下病，清稀而量多3月余，未及时诊治，愈来愈重，伴纳差神疲，腰酸腿软，月经经常延期，量少色淡，小腹绵绵作痛，畏寒肢冷，大便溏实不均，舌淡，舌根部及中心有白腻苔，脉沉细而弱。纵观诸症，因脾虚不运、肾虚不固，久则气虚、阳虚、血虚，继则湿邪内生，湿邪下注，属本虚标实。治疗当健脾固肾，燥湿止带。处方：炒白术 30 克，炒山药 30 克，人参 6 克，炒白芍 20 克，炒车前子 30 克（包煎），苍术 12 克，陈皮 12 克，黑芥穗 12 克，柴胡 12 克，甘草 6 克，川续断 15 克，桑寄生 15 克，炮姜 6 克，煅龙骨 30 克，煅牡蛎 30 克（打碎），生姜三片。六剂，水煎服，每日一剂。

二诊：六剂服毕，带下量明显减少，小腹隐痛感消失，纳食渐增，自觉身体也有力气了，四肢也较前温，舌苔也退了许多。嘱其继上方再服六剂，病情痊愈。适逢月经来潮，仍经量少且色淡，属气血两虚，嘱其服用人参归脾丸和乌鸡白凤丸，三月后月经恢复正常。

易黄汤

（《傅青主女科》）

【组成】 山药一两，炒（30 g）　　芡实一两，炒（30 g）　　黄柏二钱，盐水炒（15 g）　　车前子一钱，酒炒（30 g）　　白果十枚，碎（15 g）

【用法】 水煎服。（括弧内用量为本人日常工作中成人处方量。）

【功用】 健脾燥湿，清热止带。

【主治】 脾虚湿热，带下黄白，稠黏腥臭，腰酸腿软，舌红，苔薄黄或黄厚腻，脉濡或濡数。

【方解及心得】 "易黄汤治妇科病，山药芡实白果用；再加黄柏车前子，清热止带有奇功。"初学医时自编的方歌至今仍朗朗上口，待到用时随手拿来。本方主要是用来治疗黄带的，带的颜色是黄的或黄白相间，质地是稠的，有腥味。抓住这几条就可以应用该方清热燥湿止带，无论有无脾虚的症状都可用。

带下病相当于现代医学的霉菌性阴道炎或滴虫性阴道炎。西医对该病治疗往往没有很好的效果。原方中的黄柏、车前子、白果的用量小，清热的作用弱一些，只能用于湿热程度较轻，带的颜色黄得不明显的带下病。对于颜色黄而且伴有明显腥臭味的，就要将黄柏的用量加到 30 克，车前子的用量加到 30 克，白果的用量加至 15 克，视情况还要在原方的基础上加蒲公英 30 克以增强清热解毒的作用。此外，还要加上茜草 12 克、泽兰 10 克以活血利尿祛湿。用现代医学的专业术语来讲改善微循环，能促进局部炎症的吸收。要嘱患者注意休息，饮食清淡，忌食辛辣，节制房事。一般来说十剂左右均能治愈。

固经汤

《医学入门》

【组成】 醋龟板（30 g）　炒黄柏（12 g）　椿根白皮（12 g）　白芍（12 g）　炒黄芩（12 g）　香附（10 g）

【用法】 水煎服。（括弧内用量为本人日常工作中成人处方量。）

【功用】 清热凉血，固经止血。

【主治】 经期延长，月经过多，或淋漓不已，或有血块流出，或突然大量下血，小腹作胀，胸闷烦热，或手足心热，头昏腰酸，大便干，小便黄少，舌质偏红，或舌边紫暗，苔色薄黄，弦细数。

【方解及心得】 方中醋龟板滋肾固冲为君药。黄柏坚阴泻火，白芍、椿根白皮滋阴养血，三者共为臣药。炒黄芩清热止血，但最好炒炭用，其止血作用更强一些。醋香附具有条达肝气的作用，因为肝主藏血，为女子的先天，故香附又被称作"妇科之圣药"。因其药性过于香燥，经醋炙后则能大大缓解它的香燥之性，为佐使药。

为了加强止血的作用，我常常根据临床具体情况加用棕榈炭、血余炭、蒲黄炭、生地炭、藕节炭、灯芯炭等止血药。另外，为了做到止血而不留瘀我通常加用三七粉 3 克、丹参 10 克。这样能避免因止血的过程中形成瘀血，堵塞血道而产生小腹坠胀疼痛的情况。这就是我们常说的"止血而不留瘀，活血而不出血"。

曾治一女性，32 岁，自述行经时间过长，达半月之久，经色暗红，淋漓不止，有时伴有暗褐色的血块，乏力，心烦易怒，失眠，手足心热，每晚睡眠时不得不把两足伸出被子的外面，口渴欲饮，纳食尚可，大便略干，小便黄少，舌质红，苔薄黄，脉细数。这种情况已持续了 4 个月经周期。来诊前曾在妇科就诊，应用"止血敏，安络血"等针剂，不但未见效果，反而有暗褐色的"血块"流出，很显然与应用这些止血药有关。综合脉症，辨证为阴虚火旺，迫血妄行，兼有血瘀。按照古代医家"塞流、澄源、复旧"的原则，急则治其标、缓则治其本，采取清热凉血，养阴固本法，并佐以化瘀。处方：炙龟板 30 克（打碎先煎），炒黄柏 12 克，醋香附 10 克，白芍 12 克，黄芩炭 12 克，麦冬 30 克，生地 30 克，茯苓 30 克，棕榈炭 15 克，血余炭 10 克（包煎），煅牡蛎 30 克（打碎先煎），酸枣仁 30 克（捣碎），丹参 10 克，甘草 6 克。水煎服，每日一剂。先取三剂，以观后效，并嘱其卧床休息。

二诊：自述服上方后出血已明显减少，口唇已不干渴，心烦失眠明显改善，大便通畅，手足心热缓解，舌虽红但有润泽之象，脉细弱，仍有乏力，这与近期出血过多有关，气随血耗。因此处方在原方的基础上去棕榈炭，减炙龟板至 20 克，另加党参 30 克、阿胶 11 克（烊化），在止血的同时加强益气养血的作用。继服五剂。

三诊：出血已完全停止，诸症消失。继服三剂巩固疗效。

附：中药煎药与服药方法

汤剂，古称"汤液"，作为传统的中医药剂型，一直沿用至今。因其"吸收好，疗效稳定，副作用小"等优点深受临床医生和患者的欢迎。影响汤剂疗效的因素有很多：①辨证施治是否精准，所用方药是否符合患者的临床证候类型及其个人体质。②药物来源是否道地、炮制方法是否正确、药物煎服方法是否合理。在自然生态和社会生态环境发生巨大变化的今天，临床疗效还会受到其他一些不可控因素的影响，如药物的储存、患者对于中草药相关知识的知晓率、部分临床医生对中药煎服方法的重视程度等。在此针对中药煎法和服法略述己见。

1. 中药的煎法

清代《医学源流论》中说："煎药之法，最宜深讲，药之效与不效，全在乎此。"由此看来古代对于煎煮汤药的方法早已有了明确的标准。李时珍在《本草纲目》里对煎煮汤药的器皿、煎煮时间、煎煮量和煎煮火候做了相关论述。对于中药的煎法，宗前人论述并结合自己的经验整理如下：

（1）煎药用具

古代有"银者上，磁者次之"的说法，因为银的化学性质比较稳定，不容易和药物发生不良反应。陶瓷含有诸多对人体有益的微量元素。结合现代生活实际，多提倡用砂锅。砂锅是用陶土和砂制成的，透气性好，传热均匀，散热慢。瓷砂锅在传统砂锅的基础上加入釉彩，不易爆裂，可防干烧，自动控温，易于清洗。再者可用玻璃锅和质量较好的不锈钢电锅。禁用铁器、铝器、铜器等器具，因为药物在高温环境下易与铝铁铜等金属发生化学反应，对人体无益。

（2）煎药用水

古人用长流水、雨水、泉水、酒等作为煎药用水，认为其具有不同的属性，要针对患者的不同体质分别选取。但在实际操作中却很难选择，所以一般认为洁净的冷水，如自来水、井水等均可作为煎药用水。

（3）煎药火候

古人提出了煎药的"武火""文火"之分。先用武火迅速煎沸，沸后改用文火慢煎，保持微沸状态，以利药物有效成分的缓慢析出。现在仍然沿用此法。

（4）煎药方法

煎煮前应将药物于冷水中浸泡 30 min，以利于药物有效成分的析出。（冬日应以温水浸泡，以免煎煮时间过长，使药物有效成分耗散。）加水量应视药量、药物质地而定，一般以药物在砂锅内平摊后，没过药物平面 3～5 cm 为宜。实际生活中，如药物大多为根茎叶花，加水后，药物会漂浮于水面难以界定加水量，因此有学者在结合古代与现代对煎药用水研究的基础上提出，药水比为1:7 比较合适，煎好后药量为水量的 1/3～1/2。浸泡用水应直接用以煎药，不应换水，以免造成有效成分的浪费。煎煮时，应先大火煮沸（约 10 min），后改小火慢煎保持微沸（10 min）。

当然，还应视实际情况和所煎煮药物性味的不同而定，如不慎将药物煎焦煳，应弃之另煎。藿香、薄荷等芳香轻清之品应适当减少煎煮时间，滋补厚腻药物应文火久煎。煎煮过程中可适度搅拌，以防煳锅，但切忌频频揭盖，以防挥发性成分的丢失。尤其指出的是临床处方用药中，常常会有葱、姜、蒜、大枣等药物，病人可能家中自备，此时如果没有开至临床处方中，应格外叮嘱患者煎药时不要忘记将此类药材置入同煎，以免影响药效。

（5）特殊煎法

①先煎：介壳矿物类药物（如鳖甲、龟甲、龙骨、牡蛎等），因难以析出有效成分，故应于其他药物煎煮之前打碎先煎，沸后继续煎煮 30 min 左右，再加入余下药物同煎；有毒药物（如川乌、草乌、生附片等）应先煎减毒，或另煎，单独将有毒药物加少量水长时间煎煮后，再兑入群煎药物中混煮。②后下：多为芳香轻清易挥发之品（如薄荷、藿香、金银花等）及有效成分不适宜久煎的药材（如钩藤、大黄等），一般煎煮约 5 min 即可。但后下药物的煎煮时间又不尽相同，如薄荷煎煮 10 min 左右其有效成分即已挥发；钩藤用于降压时不宜超过 10 min，否则会破坏其降压成分钩藤碱；大黄用于攻下时其有效成分大黄甙加热超过 10 min 也会分解。故此类药物后下的时机应视不同药物而定。③包煎：多为带绒毛的药物（如辛夷、旋覆花等），细小颗粒药物（如海蛤粉、海金沙、车前子等），及某些质地轻浮的药物（如蒲黄等）。为防止此类药物煎煮时浮于水面致煎煮不充分，或煎煮时糊锅，或煎煮后的细小微粒对咽喉产生过大刺激，临床上多用纱布单包再煎。④另煎：某些贵重的药材（如人参、羚羊角、西洋参等）可切片另煎后再与群药合煎，以利于有效成分的充分析出，避免浪费，也可单独服用。⑤烊化：胶质黏性大及某些易于溶解的药物（如阿胶、鹿角胶、蜂蜜等），应单独融化，与药汁混合均匀后服用。⑥冲服：一些贵重药材（如三七粉、羚羊粉等），临床多炮制为粉末状，可直接冲水服用，以利于吸收，避免浪费。

（6）煎煮次数

临床上关于煎煮的次数说法不一，其中以煎煮 2 次者为多。由于中药材逐年涨价，应用中药治病已变得不再便宜。为确保中药材的充分利用，并结合临床经验，本人认为中药煎煮次数以 3 次为宜，第三次加水量较比前两次要少一点。有研究表明：平均每煎 1 次药，药物的光密度下降 45.7%，即每煎 1 次药，可得有效成分约 45%。那么，在保证最大有效成分提取和最低人力物力资源耗损的综合考虑下，煎煮 3 次为最佳，可提取药物有效成分的 85% 以上。通常煎煮完毕将 3 次煎煮的药液混合均匀，使药物有效成分均衡，分次适量服用。

2. 中药的服法

（1）服药时间

中药汤剂一般一日一剂，分 2~3 次服，通常在饭后 0.5 h~1 h 服用。但临床中应根据病人情况而定，危重证或急证患者应不拘时服，慢性病证患者可定时服用，以保持体内稳定的药物浓度。补益健脾药物多于饭前服用；对脾胃有刺激性药物多于饭后服用；安神药宜睡前服用；泻下药宜空腹服；抗疟药宜在发作前 2 小时服用；妇科调经药应行经前一周左右开始服用。另外，某些特定方剂对服药时间有特定要求，如十枣汤应平旦服，鸡鸣散宜五更前服等。

（2）服药方法

《素问·五常政大论》中提出"治热以寒，温而行之；治寒以热，凉而行之"，即治疗热性病证，应借助药物寒凉之性泄其热，服用时可寒药温服；治疗寒性病证，常借助药物火热之性祛其寒，服药时可热药凉服，以反佐药力。而某些寒药温服、热药凉服旨在防邪药格拒，以防药纳不入。对某些药入即吐者，可配姜汁少量多次服用；昏迷或吞咽困难的患者可鼻饲给药；某些药力峻猛的方药，还应顿服，以防伤正。

（3）药后调护

仲景《伤寒论》中有关于桂枝汤服药后注意事项的论述："啜热稀粥一升余，以助药力。温覆令一时许，遍身微似有汗者益佳，不可令如水流漓，病必不除。"作为药后调护的典型代表一直被广为传诵，也可见药后调护对人体治疗后正气的恢复所具有的重要意义。一般认为，寒性病证在服药期间应忌食生冷之品；热性病证患者在服药期间应忌食辛辣之品；过敏及疮疡患者在服药及药后均应慎用韭菜、葱、蒜、鱼、虾、蟹等发物；脾胃虚弱患者在服药及药后均应慎食肥甘厚腻、生冷辛辣、坚果类、腌制类食物及忌喝浓茶、咖啡，以利于脾胃功能的恢复与调养。还应注意服药期间饮食中有无与药物性味相矛盾者。

中药汤剂的煎服法自古以来就受到历代医家的重视，明代著名医药学家李时珍就曾指出煎煮不当的不良后果："凡服汤药，虽品物专精，修治如法，而煎药者鲁莽造次，水火不良，火候失度，则药亦无功。"清代著名医学家徐灵胎也有"煎药之法，最宜讲究，药之效与不效，全在乎此"的论述。可见历代医家都认为煎服方法是否得当对于临床疗效的评定具有重要意义。本文通过对中药煎法和服法的具体阐述，谨希望引起临床医生对中药煎服法的重视，更好地指导患者根据自身情况合理煎服，对患者多一些耐心与解释，为促进良好的医患沟通，提高中草药煎服的临床疗效而不懈努力。（煎煮及服药参照全国统编教材《方剂学》和《光明中医》杂志的有关撰文，并结合自己的经验整理、加工而成）。